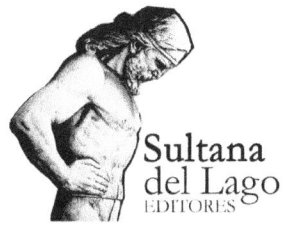

Sultana
del Lago
EDITORES

EL LENGUAJE ORAL Y ESCRITO SUS TRASTORNOS O PROBLEMAS

DAGOBERTO E. BERMÚDEZ

Dagoberto Bermúdez
Sultana del Lago Editores

Maracaibo, 2019. PRIMERA EDICIÓN

HECHO EL DEPÓSITO DE LEY

ISBN: 9798687390910
Depósito Legal: ZU2020000177

Diseño de la portada: Luis Perozo Cervantes
Fotografía del autor: Aaron Sosa
Corrección: Luis Perozo Cervantes
Diagramación y maquetación: Sultana del Lago Editores
www.sultana.com.ve
+584246723597

EL LENGUAJE ORAL Y ESCRITO SUS TRASTORNOS O PROBLEMAS

Lenguaje oral y escrito, tanto en sus aspectos
normales, como su patología.

DAGOBERTO E. BERMÚDEZ

DEDICATORIA

Esta obra la dedico a la memoria de mi inolvidable
maestro argentino,
Dr. Julio Bernaldo D'Quiroz
A mi madre María de Jesús Bermúdez
A mi esposa Francisca de Bermúdez

AGRADECIMIENTO

Agradezco la colaboración de varios profesionales relacionados con el lenguaje, para llevar a feliz término este libro. La doctora Ana Mireya Uzcátegui, lingüista, exdecana de la Facultad de Humanidades de la Universidad del Zulia, quien revisó la parte correspondiente al estudio de los sonidos del lenguaje oral.

El doctor Roger Bermúdez, médico neuro-pediatra y licenciado en psicología, profesor de la Universidad del Zulia, asesoró la parte neurológica y psicológica. El licenciado en psicología Tito Córdoba Monasterios, exprofesor de la Universidad del Zulia, analizó la parte psicológica.

Los médicos zulianos Dagoberto Elisaul Bermúdez Villalobos y Gabriel Arismendi Morillo, quienes siendo estudiantes de medicina, con su trabajo de investigación "AFASIA: Aspectos Clínicos y Manejo Terapéutico. Análisis de 54 casos", realizado bajo mi dirección y presentado en el Décimo (10º) Congreso Científico Internacional (FETSO-CEM), en Buenos Aires en julio de 1995, demostraron la alta eficacia del tratamiento utilizado por nosotros en los pacientes afásicos.

Al Colegio de Médicos del Estado Zulia y a la Academia de Medicina del Estado Zulia, por haberme honrado, al otorgarme el "Premio al Mejor Trabajo Científico del Año", por la presentación de este libro.

INTRODUCCIÓN

Este libro es un resumen de las lecciones que durante años dictamos en la Universidad del Zulia, las tantas conferencias expuestas en diferentes institutos educacionales y de los artículos publicados en varios periódicos del país. Los conocimientos y recomendaciones impresos en él, son el producto de nuestra larga experiencia de más de veinte años en el diagnóstico y tratamiento delos trastornos del lenguaje.

Nos motiva su publicación, la observación muy frecuente de la inadecuada orientación que se le da a los problemas del lenguaje en nuestro país, los que incluso, muchas veces pasan desapercibidos, con las consiguientes consecuencias negativas para la persona que los padece. Así vemos, jóvenes con defectos en su lenguaje, fácilmente corregibles, los cuales le han ocasionado serios problemas emocionales y de conducta y dificultades en el aprendizaje escolar y superior.

En él ofrecemos una idea general, tanto de los aspectos relacionados con el lenguaje normal como de sus trastornos. Está dedicado especialmente a los estudiantes de carreras universitarias relacionadas con la comunicación humana, tales como medicina, psicología, educación, educación especial, terapia del lenguaje; sin embargo, creemos que también puede ser de utilidad a profesionales relacionados con esta área.

Siendo los maestros y los médicos, especialmente los pediatras, los primeros profesionales que se informan de los trastornos del lenguaje de un niño, se justifica que tengan amplia información de esta patología, lo cual se lograría si se incluyen estos conocimientos, como materia obligada en el pensum de sus estudios de pre-grado. Muchos errores se evitarían.

Hemos incluido el estudio de los sonidos del lenguaje, el cual pertenece a la fonética, por considerar que todo profesional relacionado con la patología del lenguaje, debe estar informado de este aspecto.

Nuestro objetivo se cumplirá, si este esfuerzo contribuye a la mejor formación profesional delos jóvenes de nuestro país, dentro del campo de lo que representa lo más jerárquico de la inteligencia del hombre, como lo es el lenguaje.

Es de hacer notar en el libro, que la mayoría de los tratamientos expuestos en las diferentes patologías, tienen una forma especial, diferente, nuestra; lo cual se debe a que, en los primeros siete años de trabajo, tuve la necesidad de realizar personalmente los tratamientos de mis pacientes, por no haber terapistas del lenguaje en Maracaibo para ese entonces. Esto nos permitió experimentar suficientemente.

PRIMERA PARTE: LENGUAJE NORMAL

COMUNICACIÓN

El hombre vive en una constante necesidad de comunicación con sus semejantes, logrando ésta principalmente a través de EL LENGUAJE, LA VOZ Y LA AUDICIÓN. Investigadores han demostrado que el hombre utiliza el setenta por ciento (70%) del día en proceso comunicativo con los demás.

Se puede definir la COMUNICACIÓN como el establecimiento de vinculaciones que permiten conocer alguna cosa a otro o que obtenga por parte de otra, las respuestas procuradas. COMUNICAR es pues, establecer relación con alguien para compartir una idea o actitud.

La comunicación tiene como finalidad, el deseo de hacer saber alguna cosa a otro.

En todo proceso comunicativo existen varios factores: quien produce la acción o EMISOR; el que recibe la acción o RECEPTOR; un MENSAJE, un CODIGO, un CANAL y un CONTEXTO.

a) EMISOR: es quien trasmite el mensaje, le da forma lingüística a sus pensamientos. El emisor codifica el mensaje.

b) RECEPTOR: quien recibe y descodifica el mensaje producido por el emisor.

c) EL MENSAJE: es lo que se comunica; estos pueden ser VERBALES (hablar, escribir) y NO VERBALES (expresiones de la cara y manos, señales de tránsito).

d) EL CÓDIGO: para que el emisor y el receptor puedan comunicarse, que se entienda el mensaje, es necesario que los signos utilizados en el mensaje respondan a un código, que sea común entre ellos; es decir, deben utilizar la misma lengua. El código de los latinoamericanos es el castellano.

e) EL CANAL: es el medio donde se transmite el mensaje.

Los canales pueden ser NATURALES como el aire, que al hablar transmite el mensaje del hablante al oyente y ARTIFICIALES como el periódico, el libro, la radio, la TV, el cine.

f) EL CONTEXTO: es el elemento o elementos de la realidad a los que alude el mensaje, pudiendo pertenecer al mundo objetivo o subjetivo.

Para que exista una verdadera comunicación, en el proceso comunicativo debe haber una doble vía, es decir, en un momento dado hay cambios, y así, quien antes era emisor después se convierte en receptor y viceversa. Si no existe esa doble vía, no hay una verdadera comunica-

COMUNICACIÓN

↓

INFORMAR ALGO A OTRO

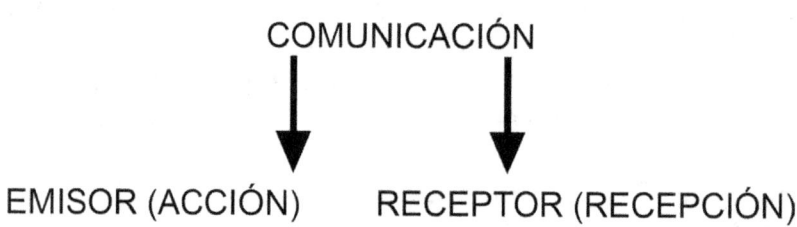

COMUNICACIÓN

EMISOR (ACCIÓN)   RECEPTOR (RECEPCIÓN)

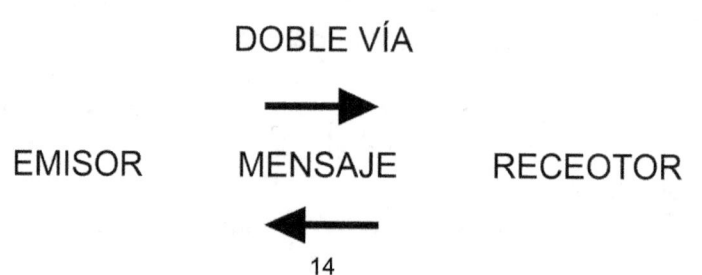

DOBLE VÍA

EMISOR   MENSAJE   RECEOTOR

14

LENGUAJE Y COMUNICACIÓN: La forma de comunicación que tiene el hombre, es el Lenguaje, el cual es privativo de él. Los animales tienen otras formas de comunicación, que son innatas.

LENGUAJE Y COMUNICACIÓN

A.- HOMBRE: -LENGUAJE
B.- ANIMALES: OTRAS FORMAS DE COMUNICACIÓN.

El hombre posee otra forma de expresión, incluso anterior al lenguaje oral.

EL LENGUAJE ADQUIRIDO: uno de los momentos que se espera con más deseo en el ambiente familiar de un niño, es el de la INICIACIÓN DEL LENGUAJE ORAL (también llamado habla); la importancia de este momento se debe al rol que juega éste en la vida delos humanos, ya que es por medio del lenguaje que nosotros nos comunicamos entre si haciendo posible la divulgación delos conocimientos, las ideas, las experiencias, etcétera.

LA AUSENCIA DEL LENGUAJE SIGNIFICA VIVIR AISLADO, NOPODER INTEGRARSE A LA SOCIEDAD.

El lenguaje constituye uno de los valores más importantes de ser humano, el de mayor jerarquía y el que junto con otros, nos diferencia delos animales.

El lenguaje no es innato, no nace con nosotros, sino que lo adquirimos, lo aprendemos de los demás, del contacto con nuestros semejantes y es privativo del hombre; nos identificamos en este aspecto con la teoría conductista.

LOS ANIMALESNOPOSEEN LENGUAJE, SINO UNA FORMA DE COMUNICACIÓN QUE ES INNATA, QUE NO LA APRENDEN SINO QUE NACE CON ELLOS Y QUE ESTA RELACIONADA CON SUS NECESIDADES DE SUPERVIVENCIA, ALIMENTACIÓN Y REPRODUCCIÓN (SEXUALIDAD).

Con el chimpancé, que es uno de los animales que adquieren un mayor grado del desarrollo intelectual, se han hecho experiencias que han demostrado que la comunicación que poseen los animales, es innata, que nace con ellos: un chimpancé recién nacido, se ha separado de su familia, se ha llevado a otro sitio, jamás ha vuelto a relacionarse con otro, y sin embargo, este chimpancé objeto de estudio, tiene la mima forma de comunicación que los demás. Esta experiencia demostró: que LA FORMA DE COMUNICACIÓN DELOS ANIMALES, ES INNATA, QUE NACE CON ELLOS.

CONCEPTO DE LENGUAJE: De acuerdo con el maestro, Dr. Julio Bernalo D'Quiroz, foniatra argentino, se puede definir el lenguaje como:

"UN FENÓMENO CULTURAL Y SOCIAL QUE PERMITE A TRAVÉS DE SIGNOS Y SÍMBOLOS ADQUIRIDOS, LA COMUNICACIÓN CON NUESTROS SEMEJANTES Y CON NOSOTROS MISMOS, Y QUE SE INSTALA SOBRE UN DESARROLLO SUFICIENTE DE LAS FUNDACIONES NEUROLÓGICAS Y PSIQUICAS".

("El lenguaje en el niño", Quiroz-Gotter)

El lenguaje no representa una función, pues los órganos de nuestro cuerpo humano, ya desde que uno nace, tienen una función específica y éste, como hemos visto, lo adquirimos, lo aprendemos después que nacemos; el lenguaje se establece sobre órganos que tienen otras funciones específicas por lo que se considera una pseudo función, un fenómeno socio cultural sobreimpuesto en órganos de nuestro cuerpo que tienen otra función específica. Así pues el lenguaje es una pseudo función, un fenómeno socio cultural.

El lenguaje se originó por la necesidad social de comunicarnos y está constituido por símbolos y signos que adquirimos, que aprendemos, los cuales nos permiten expresar nuestras ideas, dialogar con nosotros mismos y comunicarnos a distancia. Para poder adquirirla, necesitamos un buen desarrollo neurológico y psíquico.

CONDICIONES PARA ADQUIRIR EL LENGUAJE:

Se requiere de varias condiciones para que el niño pueda adquirir el lenguaje:

1.- Audición normal.

2.- Buen desarrollo del sistema nervioso central.

3.- Buen rendimiento intelectual.

4.- Buena estimulación ambiental.

5.- Órganos fono articulatorios normales.

Si alguna de estas condiciones se altera, el niño tendrá problemas para adquirirla, ya sea el oral o escrito.

1.- <u>AUDICIÓN NORMAL</u>: El chico aprende a hablar por imitación, a través de la audición, es decir, nosotros incorporamos el lenguaje a través de la audición: EL NIÑO AL OIR LO QUE HABLAN LAS PERSONAS QUE LO RODEAN, TRATA DE IMITAR Y EN ESA FORMA, VA APRENDIENDO A HABLAR. Cuando hay pérdida de la audición, el pequeño tiene problemas para aprender a hablar; si tal pérdida es parcial, aprende a hablar, pero mal, sobre todo tendrá un vocabulario escaso y presentará defectos en la articulación de su lenguaje hablado. Si es sordo, no podrá adquirir el lenguaje, salvo que reciba educación especializada, a través de terapia del lenguaje.

EL LENGUAJE SE ADQUIERE POR IMITACIÓN A TRAVÉS DE LA AUDICIÓN. EL SORDO NO HABLA PORQUE NO OYE.

2.- <u>BUEN DESARROLLO DEL SISTEMA NERVIOSO CENTRAL</u>: Para poder adquirir el lenguaje, se requiere buen desarrollo nervioso central, especialmente del CEREBRO, así pues, su instalación sólo es posible cuando la evolución del SNC ha adquirido determinados niveles de madurez. SE CONSIDERA QUE TODO EL SNC TIENE RELACIÓN CON EL LENGUAJE Y CON LA COMUNICACIÓN HUMANA EN GENERAL, pues la médula espinal, que sería la parte del SNC que pareciera no tener relación con él, en realidad cumple un papel importante en la comunicación del hombre en general, ya que ella interviene en la realización de posturas y movimientos de las extremidades y otras partes del cuerpo, necesarios para la realización de señas y gestos que nos ayuda en la comunicación.

También interviene la médula espinal, durante la escritura, en el control de los movimientos dela mano.

El término INTEGRACIÓN DEL LENGUAJE se refiere a la intervención del sistema nervioso central en la adquisición del lenguaje, tanto oral como el escrito, hecho que es fácil de demostrar, pues a los niños que presentan lesiones en la corteza cerebral o lesiones difusas, generalmente se les dificulta la adquisición del lenguaje.

SIN EMBARGO NO SE CONOCE EXACTAMENTE, COMO SE ESTABLECEN TODOS LOS COMPLEJOS FACTORES QUE INTERVIENEN EN LA INTEGRACIÓN DEL LENGUAJE, aunque sí se sabe que, como expusimos anteriormente, todo el SNC interviene en la adquisición del lenguaje y que estas estructuras tienen su propia función, y por asociaciones complejas se logra la adquisición del lenguaje. Por esto es que desde el punto de vista del SNC, se considera al lenguaje, no una función, sino una asociación de funciones, una pseudo función sobreimpuesta y desde el punto de vista psicológico, se considera como un fenómeno socio-cultural.

El lenguaje no obedece a centros específicos como se creía antiguamente, sino que es una superestructura que hace intervenir diversos órganos y mecanismos del SNC y como bien dijo Jackson, EL LENGUAJE ES UNA ACTIVIDAD MENTAL DEPENDIENTE DE LA INTEGRIDAD DE LAS ESTRUCTURAS CEREBRALES QUE LO SUSTENTAN PERO NO DEBE VERSE CERRADO EN TERRITORIOS CONCRETOS.

Sin embargo, existen zonas en el cerebro que tienen una mayor jerarquía que las otras; estas son las llamadas AREAS AFASICAS DEL LENGUAJE, ubicadas en el hemisferio cerebral dominante. La más importante de estas áreas afásicas, es el ÁREA DE WERNICKE, que interviene en la COMPRESIÓN del lenguaje y está situada en la zona tempo-parietal (partes posteriores de las circunvoluciones temporales 1 y 2, parte de la circunvolución parietal inferior o gyrus supramarginalis y el pliegue curvo o gyrus angularis), del hemisferio dominante, que generalmente es el izquierdo. La lesión del lenguaje, una AFASIA, o sea pérdida del lenguaje, que altera principalmente la comprensión más que la expresión, siendo una afasia grave; en cambio la lesión de esta misma área en el hemisferio no dominante provoca lo que algunos llaman APRACTOGNOSIA, síndrome que se caracteriza por alteraciones de la expresión del lenguaje pero conserva la comprensión del mismo.

Otra de estas áreas afásicas, es el ÁREA DE BROCA, situada al pie de la tercera circunvolución frontal del hemisferio dominante, que interviene en la EXPRESIÓN del lenguaje; la lesión de esta área, en personas que ya habían adquirido lenguaje, provoca una afasia menos grave, de mejor pronóstico que la anterior, que altera principalmente la expresión del lenguaje.

El área lingüística suplementaria, es otra de las áreas afásicas del lenguaje, de menor importancia, situada en el lóbulo frontal del hemisferio dominante, que también interviene en la expresión, cuya lesión produce una afasia leve. En cuanto a las ÁREAS MOTRICES del lenguaje que intervienen en el movimiento de los órganos articulatorios móviles (lengua, labios, velo del paladar) para producir los sonidos de las palabras y del lenguaje, se encuentran en ambos hemisferios cerebrales, estando situada el ÁREA MOTRIZ PRIMARIA en la circunvolución pre-central del lóbulo frontal. En la integración del lenguaje, NO SE UTILIZAN VÍAS ESPECÍFICAS, propias del lenguaje, sino que tienen otra función: vías sensoriales-sensitivas, motrices, vegetativas, etc. La corteza cerebral emite y recibe informaciones a las estructuras subcorticales.

El lóbulo occipital del cerebro interviene en la interpretación de la palabra escrita, en la lectura; su lesión, en personas que han adquirido la lectura, produce pérdida de la capacidad para leer, ALEXIA.

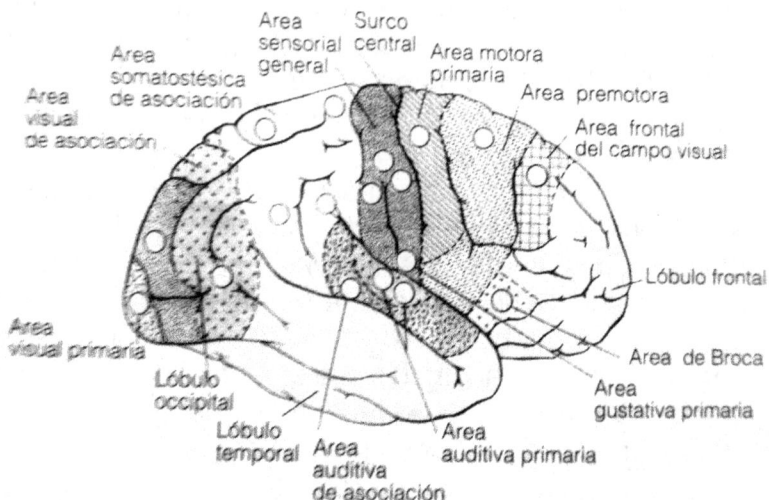

SE REQUIERE INTEGRIDAD CEREBRAL PARA PODER ADQUIRIREL LENGUAJE. SI EL NIÑO, ANTES DE ADQUIRIRLO, TIENE UNA LESIÓN CEREBRAL, TENDRÁ PROBLEMAS PARA APRENDERLO. SI HABIENDO ADQUIRIDO EL LENGUAJE, SE PRESENTA UNA LESIÓN CEREBRAL, SE PUEDE PRODUCIR UNA AFASIA O SEA, PÉRDIDA DEL MISMO.

3.- <u>BUEN DESARROLLO INTELECTUAL</u>: Un buen desarrollo intelectual es fundamental para que el niño pueda adquirir el lenguaje en sus diferentes tipos; en la medida que tenga un mejor rendimiento de su mecanismo mental, el aprendizaje del habla será más rápido y tendrá un mayor vocabulario así como, se le facilitará el aprendizaje del lenguaje escrito, salvo que tenga alguna otra causa que le dificulte el aprendizaje, tanto del lenguaje oral como del escrito, incluso existen niños cuyo rendimiento intelectual es tan bajo, con retardo mental profundo (dependientes), que no pueden adquirir el lenguaje.

Los monos, que son uno de los animales que alcanzan un mayor grado de desarrollo intelectual después del hombre, y aun teniendo la mayoría de los elementos necesarios para poder hablar, NO HABLAN PORQUE NO POSEE EL DESARROLLO INTELECTUAL SUFICIENTE;

estos animales poseen oído, sistema nervioso central, órganos fonoarticulatorios muy parecidos a los del hombre pero, su inteligencia es muy escasa, razón por la cual no adquieren el lenguaje, ellos tienen una comunicación que es innata, que nace con ellos, la cual no puede llamarse LENGUAJE. Inclusive, se ha podido detectar en el chimpancé, MAS DE VEINTE (20) EMISIONES FONICAS que para ellos tienen sentido, y sin embargo, esta comunicación delos chimpancés, no puede llamarse lenguaje, pues expusimos anteriormente al referirnos a que el LENGUAJE ES ADQUIRIDO por el hombre, esta comunicación entre ellos, es innata, nace con ellos y siempre está relacionada con sus necesidades de supervivencia, alimentación y reproducción (sexo), todo esto, contrario al lenguaje, que es necesario aprenderlo pues no nace con nosotros y que lo utilizamos para otras cosas que no tienen nada que ver con nuestras necesidades innatas.

UN BUEN RENDIMIENTO DEL MECANISMO MENTAL, ES BÁSICO PARA QUE EL NIÑO ADQUIERA EL LENGUAJE, EN CUALQUIERA DE SUS TIPOS. UN BUEN DESARROLLO INTELECTUAL, FACILITA LA ADQUISICIÓN DEL LENGUAJE, EN CAMBIO, UN BAJO RENDIMIENTO DEL MECANISMO MENTAL, DIFICULTA SU APRENDIZAJE.

4.- BUENA ESTIMULACIÓN AMBIENTAL: El infante aprende a hablar oyendo a las personas que lo rodean, imitando las palabras que oye; como consecuencia de esto, EL GRADO DE DESARROLLO DEL LENGUAJE, depende en su mayor parte, del DESARROLLO CULTURAL DEL MEDIO AMBIENTE en el cual vive el individuo.

Se define como ORGANIZACIÓN DEL LENGUAJE, a la influencia que tiene el medio ambiente que rodea al niño en el desarrollo de su lenguaje. Aquellos que viven en sitios donde el grado de cultura es avanzado, donde hay una mayor civilización, logran desarrollar un lenguaje bien estructurado, bien una organizado, pues por la influencia de la misma civilización, llegan al pensamiento verbal y en base a este tipo de pensamiento, alcanzan abstracciones superiores, que les permiten estructurar, organizar bien su lenguaje; por el contrario, los que viven en sitios donde el grado de cultura es más bajo, presentan un tipo de pensamiento más concreto, menos verbal, que les limita llegar a las abstracciones superiores, teniendo por lo tanto un lenguaje menos estructurado, menos organizado.

Niño a quien el medio ambiente le proporcione un lenguaje bien estructurado, tendrá un habla bien estructurada, bien organizada, salvo que presente alguna causa que le obstaculice adquirir el lenguaje, como la pérdida de la audición, una lesión cerebral, el retardo mental.

Es evidente pues, que al niño se le debe ofrecer un buen modelo del lenguaje que oye, ya que como él lo adquiere por imitación, si el modelo es bueno, la reproducción será buena, pero si es malo, por supuesto, que la reproducción será mala, tendrá defectos, lo cual muchas veces le ocasionará problemas futuros, ya que generalmente el niño que habla mal, es objeto de burlas por los demás, lo conduce a que no quiera hablar, se haga introvertido y se le puede desarrollar inseguridad personal, un complejo de inferioridad, que por lo general repercute negativamente en sus estudios, en su vida futura.

EL APRENDIZAJE LINGÜÍSTICO ESTA INFLUIDO GRANDEMENTE POR EL MEDIO AMBIENTE QUE RODEA AL NIÑO. BUENA ESTIMULACIÓN AMBIENTAL, LENGUAJE ORAL BIEN ESTRUCTURADO, BIEN ORGANIZADO.

5.- ORGANOS FONOARTIULATORIOS: Para poder expresar el lenguaje, se requiere de los órganos fonoarticulatorios, que son los encargados de producir la voz y los sonidos que forman las palabras. Entre los órganos articulatorios del lenguaje tenemos la lengua, los labios, el velo del paladar, los dientes, los alvéolos dentarios y el paladar duro. Si el niño presenta alteraciones en estos órganos articulatorios, presentará defectos en la articulación del lenguaje oral, en la pronunciación.

LOS ÓRGANOS FONOARTICULATORIOS INTERVIENEN EN LA EXPRESIÓN DEL LENGUAJE ORAL. SI EL

NIÑO TIENE ALTERACIONES DE ESTOS ORGANOS, TENDRÁ PROBLEMAS EN LA ARTICULACIÓN DEL LENGUAJE, EN SU DICCIÓN.

CONDICIONES PARA ADQUIRIR EL LENGUAJE:
1.- AUDICIÓN NORMAL
2.- DESARROLLO INTELECTUAL NORMAL
3.- INTEGRIDAD DEL S.N.C. (CEREBRO)
4.- BUENA ESTIMULACIÓN AMBIENTAL
5.- ÓRGANOS FONOARTICULATORIOS NORMALES

DESARROLLO DEL LENGUAJE

El lenguaje se desarrolla por períodos, por etapas, que se deben cumplir normalmente:
1.- Etapa pre-lingüística o de balbuceo: a las primeras manifestaciones orales que el niño tiene hasta los nueve meses de edad, es lo que nosotros llamamos Etapa Pre-Lingüística o de Balbuceo: es el período del juego vocálico, en que él alimenta su oído, lo cual le produce agrado, placer y lo lleva repetir su juego. El niño al oír las palabras que articulan las personas que lo rodean, trata de imitarlas y produce emisiones sonoras en forma de silabas, sin sentido; generalmente trata de imitar inicialmente las palabras "mamá y papá", que son las que oye más, y produce una repetición de sílabas "ma-ma-ma-ma, pa-pa-pa-pa", pero sin sentido y así vemos que puede articularlas sílabas "ma-ma-ma-ma", cuando ve al padre o a la madre y las sílabas "pa-pa-pa-pa", en igual forma, al ver al padre o a la madre, es decir, las silabaciones que produce no identifican a la persona que ve. A estas manifestaciones orales del recién nacido no se les puede llamar "lenguaje"; sin embargo, esto confunde a los padres, quienes consideran que "ya empezó a hablar". Esta etapa del balbuceo, generalmente la inicia el niño produciendo vocales, luego consonantes, y por último, las sílabas. Durante esta etapa, al producir las emisiones sonoras, se oye, se autoimita, lo que va a favorecer la comprensión

del lenguaje y al ejercitar los órganos articulatorios del lenguaje, los órganos que producen los sonidos del lenguaje, también favorecen la expresión, cumpliendo así, una función muy importante en el desarrollo del lenguaje. Así pues, la etapa pre-lingüística juega un papel muy importante en el desarrollo del lenguaje, al favorecer la COMPRENSIÓN y la EXPRESIÓN del lenguaje.

Niño que por cualquier causa altere la etapa pre-lingüística, tendrá problemas futuros en su lenguaje.

ETAPA PRE-LINGÜÍSTICA: de 0a 9 meses

2.- Adquisición del significado: durante la etapa pre-lingüística, hasta los 8 meses de edad, el niño a pesar que oye, no le da una significación determinada a lo que está oyendo, siendo a partir de los 9 meses de edad, cuando empieza a identificar a las personas y a los objetos con las palabras, dando lugar a lo que se llama "Adquisición del Significado", es decir, si oye la palabra "tetero", identifica con esa palabra al recipiente donde le dan el alimento. Al oír la palabra "mamá", identifica a la señora que lo atiende, y así sucesivamente.

ADQUISICIÓN DEL SIGNIFICADO: IDENTIFICACIÓN DE LOS OBJETOS Y LAS PERSONAS CON LAS PALABRAS (9m).

3.- Comprensión del lenguaje: es a partir de los nueve (9) meses de edad cuando el niño comienza a COMPRENDER el lenguaje hablado; la comprensión es fundamental para poder expresar el lenguaje. Si el pequeño, por cualquier causa, tiene dificultades para comprender el lenguaje, con seguridad tendrá problemas para expresarse. La comprensión del lenguaje va aumentando con la edad del infante.

La comprensión del lenguaje se realiza en el cerebro, en el área de Wernicke, zona temporo-parietal del hemisferio dominante.

Así pues, el niño comienza a comprender el lenguaje oral que oye, a partir de los nueve (9) meses de edad.

COMPRENSIÓN DEL LENGUAJE: A PARTIR DE 9 MESES DE EDAD.

4.- Lenguaje Oral, exterior o habla: dentro de esta etapa, es importante considerar varias edades:

a.- Alrededor de los (12) meses, el niño comienza hablar; por lo general, inicia el lenguaje con las palabras "mamá, papá", que son las que más oye, a las que les da significado. Es el inicio del habla. A esta edad, empieza a comprender los estados emocionales de los demás, como la alegría, la tristeza, el dolor, el cariño, el rechazo, etcétera.

b.- Sobre los dieciocho (18) meses, ya el niño tiene un promedio de unas 15 palabras, que en su mayoría se refieren al cuerpo y al ambiente que lo rodea; jerga infantil (habla infantil) que se va acentuando en la medida que va madurando los órganos fonoarticulatorios, en tanto la comprensión del lenguaje se va desarrollando más.

c.- Cerca de los veinticuatro (24) meses, posee un promedio de trescientas (300) palabras y además se le hace más inteligible su lenguaje oral y va perdiendo su jerga(habla infantil) que inició cuando empezó a hablar. A esta edad, comprende órdenes simples, como "siéntate", "párate", "dame la mano" y otras.

d.- Alrededor de los tres (3) años, el niño tiene un promedio de unas mil (1.000) palabras, usa frases, responde a preguntas simples, empieza separar su cuerpo del medio ambiente, adquiriendo conciencia del "YO", inici la interiorización del lenguaje, realizando monólogos (soliloquios) aun en compañía de otros niños.

e.- A los cuatro (4) años, posee un vocabulario de unas mil quinientas (1.500) palabras; es el niño preguntón, que pregunta insistentemente tratando de conocer la verdad de las cosas, para adaptarlas respuestas que obtenga, a su forma deber el mundo.

f.- A los cinco (5) años, extiende su vocabulario unas dos mil quinientas (2.500) palabras, las cuales emplea con muy poco o ningún defecto de pronunciación.

g.- A los seis (6) años, ha desarrollado su lenguaje interior, hecho que le permite adquirir la lectura, escritura y la aritmética; además de su amplio vocabulario, presenta una pronunciación correcta aunque en algunos casos, pueden presentar pequeños defectos en su pronunciación.

25

Es de hacer notar nuevamente, QUE LA EVOLU-CIÓN DEL LENGUAJE DEPENDE EN GRAN PARTE DEL AMBIENTE: La cultura del hogar influye en el mayor o menor grado del desarrollo del lenguaje.

La atención de niños en institutos de educación preescolar, estimula el desarrollo del lenguaje, pues, además de que oye las palabras delos demás, lo que le permite adquirir mayor vocabulario, al tratar con otros pequeños de su misma edad, de sus mismos intereses, siente la necesidad de hablar, se esfuerza por hablar, lo cual es importante en la adquisición del lenguaje.

| DESARROLLO DEL LENGUAJE | 1.- Etapa pre-lingüística.
2.- Adquisición del significado.
3.- Comprensión.
4.- Lenguaje oral, exterior, habla.
5.- Lenguaje interior.
6.- Lenguaje escrito (lectura). |

TIPOS DE LENGUAJE

El lenguaje se puede subdividir en tres tipos:
1.- LENGUAJE ORAL, EXTERIOR O HABLA.
2.- LENGUAJE INTERIOR.
3.- LENGUAJE ESCRITO.

1.- LENGUAJE ORAL, EXTERIOR O HABLA: está formado por sonidos llamados FONOS y nos permite expresar oralmente lo que pensamos; el niño empieza a hablar al año de edad.

Los sonidos del habla o FONOS se juntan y forman las SÍLABAS; éstas se agrupan y forman las PALABRAS, las cuales forman las FRASES Y ORACIONES; así pues, LOS COMPONENTES BÁSICOSDEL LENGUAJE ORAL SONLOS SONIDOSO FONOS, LAS SÍLABAS, LA PALABRA Y LOS GRUPOS FONICOS EXPRESIVOS (FRASES, ORACIONES).

Se llaman FONEMAS, a los elementos indivisibles,

psíquicos, abstractos, que sirven para formar las expresiones lingüísticas; se considera al FONEMA, como UNA UNIDAD MÍNIMA DISTINTIVA CARENTE DE SIGNIFICADO.

Se considera una UNIDAD MÍNIMA porque no puede ser dividida, segmentada, en otras más pequeñas y de realización independiente; por ejemplo, la palabra" pelota" puede ser dividida en los fonemas /p/+/e/+/l/+/o/+/t/+/a/, pero cada uno de estos elementos no podrá ser a su vez fragmentada.

El fonema es una UNIDAD DISTINTIVA, ya que permite, por oposición, crear distinciones semánticas, por ejemplo, /p/ por una /b/, cambia el significado de esa palabra: perro es diferente de berro, poca de boca, otro ejemplo sería entre /r/ y /l/, así vemos que perro es diferente de pelo, rosa diferente de losa.

El fonema es una UNIDAD CARENTE DE SIGNIFICADO puesto que por sí solo, no tiene significado, no significa nada; solamente tienen significado los fonemas, cuando se juntan para formar palabras.

Los fonemas, esos elementos psíquicos, abstractos, que sirven para formar las expresiones lingüísticas pertenecen a la LENGUA, se representan entre barras oblicuas // y su estudio, descripción y sus reglas de combinación, pertenecen a la FONOLOGÍA, que es una rama de la lingüística, que trata la llamada forma de la expresión.

Los fonemas, entidades abstractas, se manifiestan en el lenguaje oral, en el habla, mediante sonidos, los llamados FONOS, o sea, que la materialización delos FONEMAS, se hace a través de ondas sonoras o FONOS. En el acto de habla, una persona produce sonidos lingüísticos o FONOS ue son captados por el oído de otra persona. Cada vez que articulamos un sonido, lo que estamos haciendo es materializar un fonema.

Los fonos se representan entre corchetes [   ].

LOS SONIDOSOBJETIVOS DEL HABLA SON SOLOLOS SÍMBOLOS MAERIALES DELOS FONEMAS.

El fonema /d/, por ejemplo, está dado oralmente

por el fono [d].

ESTUDIO DE LOS SONIDOS DEL LENGUAJE

El estudio de los SONIDOS DEL LENGUAJE le pertenece a la Fonética; la Fonética se puede definir como LA RAMA DE LA LINGÜÍSTICA QUE SE OCUPA DELOS SONIDOS DEL LENGUAJE; la misma se interesa solamente por el lenguaje articulado, por la EXPRESIÓN LINGÜÍSTICA, no se interesa del contenido del lenguaje, cuyo estudio le pertenece a la GRAMÁTICA y a la SE-MÁNTICA. Tampoco se interesa la Fonética, por el otro tipo del lenguaje, como lo es el lenguaje escrito, ni por las señas y gestos que utilizan los niños sordos para comunicarse.

En todo acto de habla, debe existir por lo menos, la presencia de dos personas: la que HABLA, quien produce los sonidos y la que ESCUCHA, que es quien oye e interpreta los sonidos del lenguaje, que produce la persona que habla, por lo tanto, la FONETICA tiene dos aspectos:

1.- Un aspecto ACÚSTICO, que estudia la estructura física de los sonidos producidos por el que habla, la física del sonido y la forma como reacciona el oído que escucha ante estos sonidos.

Tradicionalmente los sonidos del lenguaje han sido clasificados en VOCALES Y CONSONANTES, existiendo suficientes criterios, tanto acústicos, articulatorios como lingüísticos que justifiquen esta clasificación.

2.- Otro ARTICULATORIO o FISIOLÓGICO, que estudia el aparato fonatorio, es el productor de los sonidos del lenguaje oral y la forma mediante la cual producimos estos sonidos.

La fonética no se ocupa de otros fenómenos acústicos como los sonidos musicales ni los ruidos de la naturaleza; tampoco se ocupa delos sonidos extralingüísticos que producen los órganos articulatorios, los cuales producen los sonidos del lenguaje oral; entre los sonidos extralingüísticos tenemos la risa, el sollozo, el suspiro, el bostezo, el ronquido, el silbido, el beso, etc.

Así como la FONÉTICA es la encargada del estudio de los sonidos del lenguaje, la FONOLOGÍA trata lo que se llama la forma de la expresión, describe los fonemas y sus reglas de combinación, las cuales varían de una lengua a otra.

La FONÉTICA se subdivide en cuatro (4) ramas:

1.- FONÉTICA GENERAL: estudio de las posibilidades acústicas del hombre y del funcionamiento de su aparato fonatorio.

2.- FONÉTICA DESCRIPTIVA: estudio de las particularidades fonéticas de una determinada lengua o dialecto.

3.- FONÉTICA EVOLUTIVA o HISTÓRICA: estudio de los cambios fonéticos sufridos por una lengua en el curso de su historia.

4.- FONÉTICA NORMATIVA u ORTOEPIA: estudio delas reglas que determinan la buena pronunciación de una lengua.

La lingüística es la ciencia que estudia el lenguaje humano, en todas sus características y variantes.

FONÉTICA ACÚSTICA

Los sonidos del lenguaje oral son ondas vibratorias que se propongan en el aire en todas direcciones en forma de esferas condenadas y dilatadas, a una velocidad aproximada de unos 340 metros por segundo (m/s).

omo todo sonido, los del lenguaje oral tienen las siguientes caracteristicas físicas:

– INTENSIDAD
– FRECUENCIA
– TIMBRE
– DURACIÓN o CANTIDAD

La INTENSIDAD depende, desde el punto de vista físico, de la amplitud de la onda vibratoria y cuando es interpretada subjetivamente por el hombre, se le llama VOLUMEN. Según la intensidad, a los sonidos seles clasifica en FUERTES cuando la intensidad es mayor y DÉBILES cuando la intensidad es menor, la amplitud de la onda vibratoria es menor. La intensidad del sonido la medimos en decibeles, la décima parte de un BELL.

| INTENSIDAD | FUERTES: 100 dbs. |
| O VOLUMEN | DÉBILES: 10 dbs. |

La FRECUENCIA del sonido, depende desde el punto de vista físico, del número de vibraciones por segundo del movimiento ondulatorio y cuando la frecuencia es interpretada subjetivamente por el hombre, se le llama TONO. Según la frecuencia, a los sonidos se les clasifica en AGUDO cuando la frecuencia es mayor, hay un mayor número de vibraciones por segundo, y GRAVES cuando la frecuencia es menor, hay un menor número de vibraciones por segundo. La frecuencia también influye en la intensidad del sonido, siendo mayor la intensidad, cuando mayor es la frecuencia y es menor la intensidad, cuando menor es la frecuencia.

| FRECUENCIA | AGUDOS: 8000 cps. |
| O TONO | GRAVES: 125 cps. |

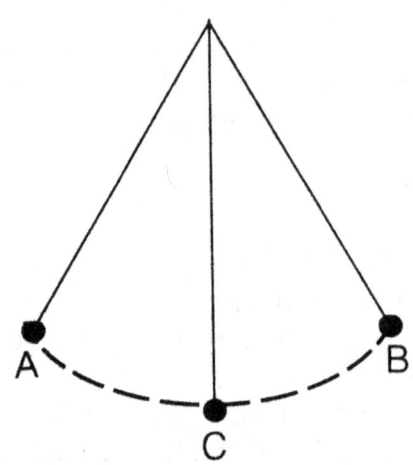

30

En los movimientos del péndulo podemos observar una vibración periódico, una vibración doble o ciclo; **C** representa el punto de reposo, **A** y **B** representan los puntos del máximo desplazamiento. El movimiento se inicia en C, que es el punto de reposo, luego llega a A, regresa a C, se desplaza hasta B y regresa nuevamente a C: se ha realizado una VIBRACIÓN DOBLE o PERÍODO o CICLO.

La frecuencia o tono de un sonido está dada por el NÚMERO DE CICLOS que en UN SEGUNDO origina el movimiento del cuerpo que vibra.

Figura No. 2

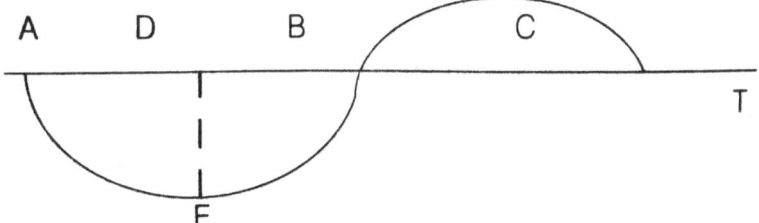

En esta figura también podemos simbolizar una vibración doble o ciclo y la amplitud de la vibración.

El movimiento del cuerpo que vibra desde **A**, que representa el punto de reposo, hasta **C**, que constituye el punto del máximo desplazamiento, representa una VIBRACIÓN DOBLE o PERÍODO o CICLO, los cuales medidos en la unidad de tiempo, en un segundo, constituyen la FRECUENCIA DEL SONIDO.

Se llama AMPLITUD de la vibración, a la distancia entre el punto de reposo y el punto extremo alcanzado por el movimiento del cuerpo vibrante; la distancia **D-E** representa la AMPLITUD de la onda vibratoria. La amplitud de la onda es la CAUSA PRINCIPAL de la INTENSIDAD del sonido.

En la figura No. 2, AC, que constituye el máximo desplazamiento, una vibración DOBLE o CICLO, se correspondería en la figura del péndulo, ya descrita, con el desplazamiento que desde C, punto de reposo del péndulo, se haría hasta A, máximo desplazamiento por un lado,

31

llegaría nuevamente a C, luego iría al punto B, máximo desplazamiento por el otro lado, hasta llegar nuevamente a C, punto de reposo.

En la figura No. 2, **T** representa el eje del tiempo, que es muy importante, ya que para medir la frecuencia del sonido, se toma en cuenta el número de ciclos que se producen en la unidad de tiempo que es un segundo.

Cada cuerpo tiene su propia frecuencia de vibración, la cual está dada por las cualidades específicas del cuerpo considerando su peso, ya que un cuerpo pesado vibra más lentamente que uno liviano. Si son las cuerdas vocales, la frecuencia de ellas depende del tamaño, del diámetro y la tensión (las más cortas vibran más que las más largas, las más gruesas vibran más que las finas, a mayor tensión hay mayor (frecuencia). Si son cavidades, la frecuencia depende de su volumen, forma y el tamaño de la abertura.

El TIMBRE es la cualidad física del sonido que permite diferenciar dos sonidos que tengan igual intensidad y frecuencia; el timbre DEPENDE DE LOS ARMÓNICOS O HIPERTONOS, que se originan porque cuando un cuerpo sonoro vibra, además de que vibra todo el cuerpo, produciendo EL TONO FUNDAMENTAL, cada parte de ese cuerpo entra en vibración simultáneamente a velocidades diferentes, produciendo vibraciones secundarias que son los ARMÓNICOS, y que se le suman al TONO FUNDAMENTAL, originando un movimiento vibratorio complejo que comunica al sonido su TIMBRE particular. En el cuerpo sonoro que vibra, la mitad de él vibra con una velocidad dos veces mayor quela del cuerpo entero, el tercio vibra tres veces más rápido, el cuarto vibra cuatro veces más rápido y así sucesivamente. Los ARMÓNICOS tienen frecuencias que son múltiplos enteros del tono fundamental del cuerpo sonoro.

La formación de los ARMÓNICOS depende de la NATURALEZAY FORMA del cuerpo sonoro y de las RESONANCIAS que produce la onda vibratoria al chocar con los cuerpos que entran en su camino, ya que "toda vibración tiende a poner en movimiento los cuerpos elásticos que encuentra a su paso" y si la frecuencia propia del cuerpo con el que choca la onda vibratoria, es la misma de ésta, este cuerpo elástico también comienza vibrar.

Es el fenómeno llamado RESONANCIA, de gran importancia en el estudio de los sonidos del lenguaje, en FONÉTICA. Al cuerpo vibrante que refuerza en esta forma a un sonido existente, se le llama RESONADOR. Un ejemplo claro del e3fecto de la resonancia en nuestros cuerpo, lo tenemos en la producción de la voz: al vibrar las cuerdas vocales, producen un sonido que tiene intensidad y frecuencia, dependiendo esa intensidad y esa frecuencia del tamaño, diámetro y la tensión de las cuerdas vocales; pero en la medida que el aire espirado, impulsa a ese sonido que se produjo en la laringe, éste empieza chocar con las cavidades que tenemos por encima de ella, produciendo por efecto de RESONANCIA, otros sonidos que son los ARMÓNICOS, los cuales se le agregan al sonido originado en la laringe y así vemos que, el sonido que se produjo en este órgano es totalmente diferente al que ha salido de la boca, porque al TONO FUNDAMENTAL de la voz, producido por la vibración de las cuerdas vocales, se le han agregado los ARMÓNICOS, por efecto de la RESONANCIA de las cavidades supraglóticas.

La mayor parte de los sonidos que percibimos en la naturaleza, son sonidos COMPUESTOS, con armónicos; no son vibraciones simples.

Figura No. 3

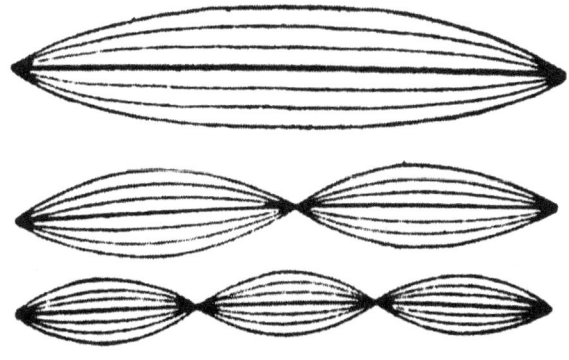

Origen de los armónicos. En la parte superior, vibración de la cuerda entera; en la parte inferior, vibración de las mitades y los tercios.

Origen delos armónicos

33

Parte superior: vibración de un cuerpo sonoro entero.
Parte intermedia: vibración de las mitades del cuerpo entero.
Parte inferior: vibración delos tercios de ese cuerpo sonoro.

Los armónicos se diferencian del tono fundamental por la frecuencia (pues son múltiplos de éste), su mayor intensidad (porque a mayor frecuencia, mayor intensidad) y por su fase (no comienzan todos al mismo tiempo).

De acuerdo al TIMBRE, los sonidos se clasifican en: AGUDOS, a mayor frecuencia y GRAVES, a menor frecuencia.

| TIMBRE | AGUDOS GRAVES |

DURACIÓN: se llama DURACIÓN al tiempo empleado en la emisión de un sonido y en lingüística, a esta duración, tanto de los sonidos como de las sílabas, se llama CANTIDAD; de acuerdo a ella, los sonidos y las sílabas se clasifican en LARGAS y BREVES. La cantidad se expresa en centésimas de segundo.

| CANTIDAD | LARGOS BREVES |

Los sonidos se pueden subdividir en dos tipos:

A.- SONIDOS propiamente dicho o TONOS, que son los producidos por vibraciones periódicas, es decir cuando cada vibración se repite con la misma amplitud (intensidad) y duración a lo largo del tiempo. El movimiento ondulatorio es periódico, cíclico.

Este tipo de sonido es agradable al oído humano, son MUSICALES, porque los TONOS PARCIALES que se le agregan al TONO FUNDAMENTAL, son múltiplos enteros de este; hay pues, una estrecha relación entre ellos, lo cual es lo que le da ese aspecto musical, agradable.

B.- RUIDOS: son los producidos por vibraciones irregulares, aperiódicas, inarmónicas; es decir, cuando cada vibración se repite con diferente amplitud (intensidad) y duración a lo largo del tiempo.

Este tipo de sonido es desagradable al oído humano; no son musicales, porque los tonos parciales que se le agregan al TONO FUNDAMENTAL, no guardan relación con éste, NO SON MÚLTIPLOS de él.

Los sonidos del lenguaje se componen de tonos y ruidos.

SONIDOS O TONOS: VIBRACIONES PERIÓDICAS, ARMÓNICAS.

RUIDOS: VIBRACIONES APERIÓDICAS, INARMÓNICAS.

CARACTERÍSTICAS FÍSICAS DE LOS SONIDOS:

1.- INTENSIDAD O VOLUMEN
FUERTES
DÉBILES

2.- FRECUENCIA, TONO, ALTURA
AGUDOS
GRAVES

3.- TIMBRE (ARMÓNICOS)
AGUDOS
GRAVES

4.- DURACIÓN O CANTIDAD
LARGOS
BREVES

FILTRO: se llama filtro al mecanismo construido para modificar las frecuencias de un sonido complejo, reforzando unas frecuencias y debilitando otras; este mecanismo se logra mediante la RESONANCIA, modificando el TIMBRE del sonido, obteniendo sonidos de timbre claro, agudo si se refuerzan los armónicos agudos y sonidos de timbre grave, si se refuerza el tono fundamental o los armónicos graves. El efecto resonador que producen las cavidades de la laringe, la laringe, la lengua, el velo del paladar y los labios, sobre la voz puede ser modificado por movimientos realizados en estos elementos anatómicos, modificando así, el timbre de la voz.

Así pues, las cavidades bucales y nasales forman un FILTRO ACÚSTICO, el cual es el principio del mecanismo de la FORMACIÓN DE LAS VOCALES.

FORMANTES: se llama formantes a las frecuencias o grupo de frecuencias que caracterizan el timbre de un sonido y lo distinguen de otros sonidos de timbre diferente; las vocales presentan por lo menos dos formantes, que determinan el timbre de esa vocal.

ACÚSTICA DE LAS VOCALES

Las vocales [i-e] son sonidos AGUDOS, mientras que las vocales [o-u] son sonidos GRAVES; la [a] es un sonido INTERMEDIO, NEUTRO. Las vocales son sonidos compuestos, con armónicos, no son ruidos.

VOCALES

AGUDAS: i (2000 cps) e
GRAVES: a (700 cps) o
INTERMEDIA: a (1500 cps)

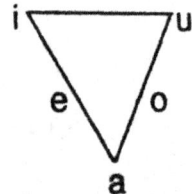

En esta figura del triángulo, podemos observar la [a] con una posición neutra, la [i] y la [a], se observa la [e] que es intermedia entre [i-a]. La vocal [u] que es la más grave de las vocales y entre [a] y la [u], se observa la [o] que es intermedia entre [a-u].

Durante la producción de una vocal, el paso de la corriente de aire está completamente libre, no se le interpone ningún obstáculo en la cavidad bucal. Es una articulación LIBRE.

ACÚSTICA DE LAS CONSONANTES

Las consonantes son RUIDOS, de las cuales algunas son AGUDAS como [s. t.] otras son GRAVES como [p. b.]; la [k] es INTERMEDIA O NEUTRA.

A pesar que las consonantes son ruidos (vibraciones aperiódicas), algunas de ellas son ruidos combinados con el tono laríngeo (voz), son las llamadas consonantes SONORAS, [b, m, d, r, g]; las que son ruidos puros, sin voz, se le llama consonantes SORDAS [p, f, s, j, k].

Durante la producción de las consonantes, al paso de la corriente de aire por la boca, se le interpone un obstáculo, bien sea un ESTRECHAMIENTO de la cavidad bucal, la cual ocasiona que el aire salga con roce, con fricción, produciendo así la consonante, o bien la corriente de aire que proviene de los pulmones, es detenida momentáneamente por un CIERRE total, de la cavidad bucal con abertura posterior, produciendo así, la consonante.

CONSONANTES
AGUDAS: [S. T.]
INTERMEDIA: [K]
GRAVE: [p. b.]

COMO REACCIONA EL OÍDO ANTE ESTOS SONIDOS:
Los sonidos producidos por el aparato fonador, son percibidos por el oído.

Este órgano está compuesto por tres (3) partes: oído EXTERNO, MEDIO y el INTERNO, en el externo encontramos el PABELLÓN DE LA OREJA, y el CON-

DUCTO AUDITIVO EXTERNO. En el oído medio, o CAJA TIMPÁNICA, encontramos el TÍMPANO, la CADENA DE HUESECILLOS y AIRE y se comunica con la FARINGE por medio de un conducto, la TROMPA DE EUSTAQUIO.

El oído interno está lleno de un líquido, PERILINFA y en el centro se encuentra el LABERINTO, el cual presenta tres (3) partes: el VESTÍBULO, los CANALES SEMICIRCULARES y el CARACOL. El vestíbulo y los canales semicirculares sirven para el equilibrio y el caracol, interviene en la audición. Dentro del caracol, que está lleno de un líquido, la ENDOLINFA, encontramos el ÓRGANO DE CORTI, que es el verdadero RECEPTOR de las ondas sonoras y donde, éstas, por acción de sus miles de células sensitivas que posee, se transforman en un INFLUJO NERVIOSO, el cuales llevado por el NERVIO AUDITIVO, cuyas terminaciones se hallan en el caracol, al cerebro, que es donde se hace la discriminación, se le da sentido a lo que se oye.

	EXTERNO	PABELLÓN DE LA OREJA CONDUCTO AUDITIVO EXTERNO
OÍDO	MEDIO	TÍMPANO CADENAS DE HUESECILLOS AIRE
	INTERNO	PERILINFA
		LABERINTO — VESTÍBULO CANALES SEMICIRCULARES CARACOL (CORTI)

Figura No. 5. Aparato Auditivo

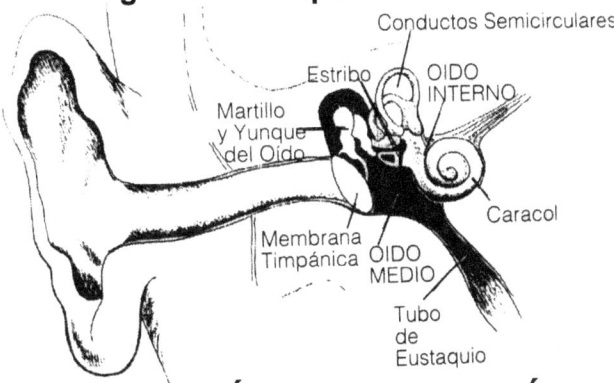

FISIOLOGÍA DE LA AUDICIÓN

Se produce el sonido, se transmite por el aire, llega al PABELLÓN DE LA OREJA que lo conduce al CONDUCTO AUDITIVO EXTERNO; la onda mecánica pasa luego al TÍMPANO lo cual lo transmite a la CADENA DE HUESECILLOS. A través de la VENTANA OVAL, para al OÍDO INTERNO, llega a la PERILINFA que lo conduce al CARACOL. Hasta ahora, el sonido continúa siendo una onda mecánica, pero al llegar al ÓRGANO DE CORTI, situado dentro del Caracol, la onda mecánica se TRANSFORMA EN INFLUJO NERVIOSO, parecido a la corriente eléctrica, el cual pasa al NERVIO AUDITIVO quien lo lleva al CEREBRO (lóbulo temporal), que es donde se IDENTIFICA, se DISCRIMINA, se le da SENTIDO a lo que se oye.

Diagrama esquemático del mecanismo de la audición

En fonética es importante conocer la anatomía y fisiología dela audición, pero lo más importantes saber la FORMACOMOREACCIONA EL OÍDO QUE SE ESCUCHAANTE ESTOS SONIDOSDELLENGUAJE ORAL.

SENSIBILIDAD DEL OÍDO HUMANO

El oído humano no es sensible, no es capaz de captar todas las vibraciones sonoras que se producen en la naturaleza; tiene pues, sus límites de percepción tanto de la frecuencia como de la intensidad dela onda sonora.

En cuanto a la FRECUENCIA, el oído humano solo percibe las ondas que están comprendidas aproximadamente entre 16 y 20.000 cps; las de mayor frecuencia, que tienen más de 20.000 cps, son las llamadas ONDAS SUPERSÓNICAS O ULTRASONIDOS, las cuales no son percibidas por el hombre, solo por algunas especies animales. Los INFRASONIDOS tampoco son percibidos por el oído humano.

ONDAS SONORAS
INFRASONIDOS < 16cps.
SONIDOS (16-20.000 cps)
ONDAS SUPERSÓNICAS
O ULTRASONIDOS
> 20.000 cps.

En cuanto a la INTENSIDAD, para que el oído humano perciba una vibración sonora, ésta debe tener UN MÍNIMO DE INTENSIDAD, que es el umbral inferior de audibilidad; no son audibles los sonidos que tengan una amplitud de onda menor de una diezmillonésima de m.m.

En cambio los que tienen intensidad mayor de 140 dbs. causan dolor (umbral del dolor).

140 dbs ◄——— UMBRAL DE DOLOR

INTENSIDAD
EN DECIBELES

ZONA DE LO AUDIBLE
POR EL ODIO HUMANO

0 dbs

16 cps   20.000 cps

FRECUENCIA EN CPS

40

PERCEPTIBILIDAD

El oído humano percibe en forma distinta los sonidos que forman el lenguaje oral, llamándose a esta cualidad del oído, PERCEPTIBILIDAD, la cual depende de LA NATURALEZA del oído, que es más sensible a unos sonidos que a otros y delas cualidades físicas de los FONOS, especialmente del TIMBRE. Las VOCALES las percibe mejor el oído que las CONSONANTES. Entre las vocales, la escala de perceptibilidad, de mayor a menor, es: a. o. e. i. u.

Entre las consonantes, las SONORAS son más perceptibles que las SORDAS y las VIBRANTES son más perceptibles que las FRICATIVAS: las menos perceptibles son las OCLUSIVAS.

Los sonidos del lenguaje más perceptibles son los que se pronuncian con MAYOR abertura de los órganos de articulación, los de articulación más CERRADA.

PERCEPTIBILIDAD | Las VOCES poseen mayor perceptibilidad que las CONSONANTES

PERCEPTIBILIDAD DE LAS VOCALES | De mayor a menor [a. o. e. i. u.]

PERCEPTIBILIDAD DE LAS CONSONANTES | 1. SONORAS > SORDAS
2. OCLUSIVAS < que las demás

INTENSIDAD LINGÜÍSTICA

Además dela intensidad física del sonido, cuando el hombre habla, trata de destacar unos sonidos o grupos de ellos, constituyendo lo que se llama INTENSIDAD LINGÜÍSTICA. Hay pues, una pronunciación más fuerte con respecto a los demás; esta intensidad lingüística puede variar con el estado anímico de la persona y dentro de cada palabra, varía según las sílabas. De acuerdo a la intensidad lingüística, la sílaba se puede dividir en SÍLABA FUERTE, ACENTUADA O TONICA Y SÍLABA DÉBIL, INACENTUADA O ATONICA.

SÍLABA | FUERTE
DÉBIL

ACENTO

Se llama ACENTO SILÁBICO al esfuerzo intencional que hace sobresalir determinada sílaba, de otras, de la misma palabra o frase; para acentuar una sílaba se requiere aumentar el esfuerzo muscular utilizando en su pronunciación, o que aumenta indudablemente, la amplitud de la onda sonora, la intensidad de ese sonido.

El ACENTO MUSICAL se refiere a las variaciones de la altura del tono laríngeo, de la frecuencia de las vibraciones de las cuerdas vocales.

DURACIÓN O CANTIDAD DE LOS SONIDOS DEL LENGUAJE

La producción de todo FONO, necesita un mínimo de tiempo para que los órganos articulatorios realicen los movimientos propios de su articulación; mínimo que es distinto para cada SONIDO, de acuerdo a su naturaleza articulatoria y la delos otros SONIDOS que están en contacto con él.

Las diferencias de duración entre las CONSONANTES son mínimas; en cambio las diferencias de duración entre LAS VOCALES, si son importantes ya que las vocales largas duran más del doble que las vocales breves en todos los idiomas. La duración de las vocales del español, el italiano y el portugués, es más breve (4 a 20 c.s.) que las del francés (más de 20 c.s.) y del alemán que pueden pasar de 40 c.s.

En cuanto a la duración de las SÍLABAS, en todos los idiomas existen diferencias considerables entre sílabas breves y largas, ya que en oportunidades, la LARGA puede tener duraciones tres, cuatro y hasta cinco veces mayores que la BREVE (inacentuada).

ENTONACIÓN

La ENTONACIÓN es la CURVA MELÓDICA que la voz describe al pronunciar las palabras, frases y oraciones, al variar la frecuencia de las vibraciones de las cuerdas vocales.

Para producir la voz, las cuerdas vocales, por efecto de las contracciones y relajaciones de los músculos insertos en los cartílagos laríngeos, se tienden y se distienden para cada sonido, llamándose a esta tensión de las cuerdas vocales TENSIÓN ACTIVA (por contracción de los músculos laríngeos). La presión que ejerce el aire espirado sobre las cuerdas vocales, al pasar por la laringe, estira las cuerdas vocales y la hace vibrar más de prisa, llamándose a esta tensión de las cuerdas vocales, TENSIÓN PASIVA.

Se llama CAMPO DE ENTONACIÓN a la ZONA comprendida entre los sonidos lingüísticos más agudos y los más graves, variando su extensión por los estados anímicos, por condiciones individuales o por énfasis de la dicción. Los idiomas tienen su propio campo de entonación, abarcando la entonación media del español hablado, algo más de una octava, según Tomás Navarro; en cambio el italiano, alcanza y aún pasa las dos octavas, siendo el idioma moderno que tiene el campo de entonación más extenso, lo cual le da un efecto de modulación cantarina al extranjero.

Se ha demostrado que las personas en general, hablan el idioma en un tono normal medio más agudo más grave; el español se habla en tono más grave que el italiano y el francés.

La ENTONACIÓN o sea LA CURVA MELÓDICA que la voz describe al pronunciar las palabras, frases y oraciones cambia de acuerdo a los cambios efectivos, anímicos de la persona, por los usos idiomáticos y por relaciones gramaticales.

FONÉTICA ARTICULATORIA O FISIOLÓGICA

Estudia el aparato fonatorio, el aparato productor de los SONIDOS y la forma mediante la cual producimos estos sonidos del lenguaje oral. También estudia los procesos psíquicos necesarios para producir e interpretar estos sonidos del habla.

Para producir un SONIDO, es necesario que intervengan varios órganos: de la RESPIRACIÓN, FONACIÓN y dela ARTICULACIÓN. Algunos de estos órganos, como los pulmones que impulsan el aire espirado y los órganos sólo actúan en ciertos casos, como la laringe, que solo interviene cuando los SONIDOS son SONOROS.

El funcionamiento defectuoso de alguno, o de todos estos órganos, provoca alteraciones en el lenguaje oral, especialmente de los órganos articulatorios, que provoca los defectos en la pronunciación, o sea las dislalias.

PRODUCCIÓN DE UN SONIDO DEL LENGUAJE ORAL	1.- RESPIRACIÓN 2.- FONACIÓN 3.- ARTICULACIÓN

RESPIRACIÓN

En la producción de los sonidos del lenguaje no interesa el aire INSPIRADO, el que entre al árbol respiratorio y que lo utilizamos en la HEMATOSIS, o sea, la conversión que

44

se hace en los pulmones de la sangre venosa, sangre impura, llena de anhídrido carbónico, en sangre oxigenada, lista para la utilización delos tejidos del cuerpo, pero si interesa el aire ESPIRADO, el que sale de los pulmones, ya que con este aire, mediante la intervención de los órganos de la FONACIÓN y de la ARTICULACIÓN, es que producimos los sonidos del lenguaje oral.

El aparato respiratorio está formado por los pulmones, que son los órganos fundamentales de la respiración, las FOSAS NASALES, LA LARINGE, LA TRÁQUEA Y LOS BRONQUIOS.

Figura No. 6

A.- fosas nasales
B.- faringe
C.- laringe
D.- tráquea
E.- pulmones

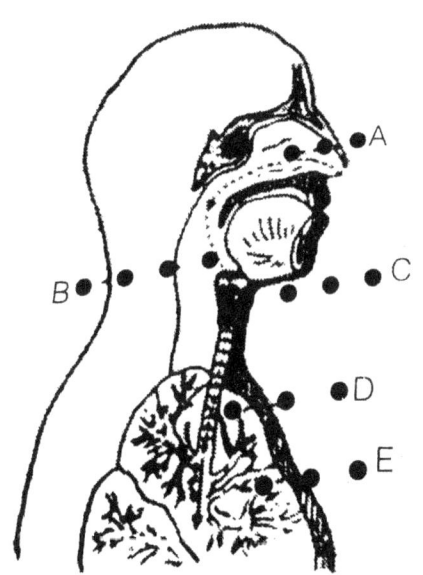

Camino que recorre el aire en la respiración fisiológica.

FONACIÓN, APARATO FONADOR

EL APARATO FONADOR se puede dividir en tres partes:
A.- CAVIDADES INFRAGLOTICAS O APARATO INFRA-RESONADOR
B.- LA LARINGE

C.- CAVIDADES SUPRAGLOTICAS O APARATO SU-PRARESONADOR

Como se puede ver, este aparato está constituido por el órgano PRODUCTOR de la voz que es la LARINGE y el APARATO RESONADOR formado por las cavidades INFRAGLOTICAS y las SUPRAGLOTICAS.

LA LARINGE

Órgano esencial dela fonación, situada en la parte anterior y media del cuello, a la altura de la 5ta., 6ta. y 7ma. vértebras cervicales; es un órgano impar, móvil, simétrico, que tiene la forma de una pirámide triangular, truncada, cuya bases está dirigida hacia arriba, de mayor tamaño en el hombre que en la mujer y en el joven que en el niño, y que en la época de la pubertad, crece en forma brusca, hasta alcanzar su tamaño definitivo, acompañándose este crecimiento, de modificaciones en la voz que son conocidas como MUDA.

Conformación exterior de la laringe: debido a su forma de pirámide triangular, presenta tres caras, tres bordes, una base y un vértice.

a.- Caras: una posterior y dos anterolaterales; las anterolaterales están formadas por el cartílago cricoides y las alas del cartílago tiroides, limitada arriba por el repliegue aritenoideo.

b.- Bordes: uno anterior formado por el cartílago cricoides y el ángulo saliente del cartílago tiroides y dos posteriores que corresponden a los bordes posteriores del cartílago tiroides.

c.- Vértice: formado por un orificio redondo, corresponde al nacimiento de la tráquea a nivel de la 7ma. vértebra cervical.

d.- Base: constituida, de delante hacia atrás por el borde superior del cartílago tiroides, un paquete adiposo pre-glótico, la epiglotis y la abertura superior de la laringe.

Conformación interior dela laringe: interiormente podemos diferenciar en la laringe, tres zonas: la glótica, su praglótica y la subglótica.

a.- LA GLOTIS: que es la parte fundamental de la laringe, pues allí es donde se produce la voz y por donde pasa el aire respiratorio, o sea, donde la laringe cumple con sus funciones vocal y respiratoria; la glotis no es más que el espacio que queda entre las cuerdas vocales verdaderas, correspondiendo a una hendidura media anteroposterior, limitada a los lados por las cuerdas vocales inferiores o verdaderas.

Las CUERDAS VOCALES son cuatro (4) cintas o repliegues membranosos, dos a cada lado, dos SUPERIORES, también llamadas FALSAS CUERDAS O BANDAS VENTRICULARES y dos INFERIORES O CUERDAS VERDADERAS.

Las cuerdas vocales SUPERIORES O FALSAS CUERDAS se insertan por delante en el ángulo entrante del cartílago tiroides y por detrás, en la cara anterior de los aritenoides y lateralmente al repliegue aritenoepiglótico; su importancia es casi nula, no intervienen en la producción de la voz.

Las INFERIORES O CUERDAS VERDADERAS, colocadas horizontalmente, se dirigen de adelante hacia atrás, insertándose por delante, en el ángulo entrante del cartílago tiroides, debajo de las falsas cuerdas, y por detrás, en la apófisis interna de la aritenoides, variando su largo de 16 mm a 20 mm en la mujer adulta y de 20 mm a 25 mm en el hombre adulto, conteniendo en su interior, un fascículo voluminoso del músculo tiroaritenoideo; esas cuerdas vocales inferiores o verdaderas, constituyen los elementos fundamentales de la fonación.

La GLOTIS o sea el espacio comprendido entre las cuerdas vocales VERDADERAS, se ha divido en dos partes: una ANTERIOR y otra POSTERIOR.

1.- Parte Anterior, de forma triangular, base posterior, con una longitud de unos 20 mm, de acuerdo al tamaño de las cuerdas vocales, estando el vértice anterior en el ángulo entrante del cartílago tiroides y su base corresponde a una línea que une las apófisis interna de los aritenoides; es la llamada glotis VOCAL o interligamentosa, donde se produce la VOZ.

2.- Parte Posterior, o glotis intercartilaginosa o RESPIRATORIA, que corresponde al espacio entre los cartílagos aritenoides.

Entre las falsas cuerdas y las verdaderas, a la derecha e izquierda, existen un espacio llamado VENTRÍCULOS de la laringe o de MORGAGNI, que se comunica con la glotis.

b.- ZONAS SUPRAGLOTICA: llamada también VESTÍBULO de la laringe está limitada por cuatro paredes: anteriormente por la epiglotis, posteriormente por los aritenoides y el espacio interaritenoideo y lateralmente por los repliegues aritenoepiglóticos.

c.- ZONA SUBGLÓTICA: debajo de la glotis, limitada arriba por el anillo del cartílago cricoides.

CONFORMACIÓN INTERIOR	SUPRAGLOTIS	
	GLOTIS	VOCAL / RESPIRATORIA
	SUBGLOTIS	

Constitución anatómica de la laringe: la laringe está constituida por CARTÍLAGOS, que están unidos por ARTICULACINES, movidas por MÚSCULOS y revestidos interiormente por una capa MUCOSA que posee elementos GLANDULARES.

1.- CARTÍLAGOS: son nueves en total, delos cuales tres son impares (cricoides, tiroides y la epiglotis) y tres son pares (aritenoides, cartílagos corniculados y cartílago de Wrisberg).

a.- Cartílago CRICOIDES: cartílago impar, de forma circular como un anillo, situado en la parte inferior dela laringe, cuyo borde inferior se articula con el primer anillo de la tráquea. En éste, se apoyan los otroscartílagos de la laringe.

b.- Cartílago TIROIDES: cartílago impar, que se apoya sobre el cricoides, está constituido por dos láminas o alas, que se unen en la parte anterior en ángulo diedro, que presenta en su cara anterior, una prominencia angu-

48

losa que constituye el llamado ÁNGULO SALIENTE del tiroide o NUEZ, MANZANA O BOCADO DE ADAN que se acentúa más en el hombre que en la mujer; la cara posterior del tiroides presenta un ÁNGULO ENTRANTE donde se insertan las cuerdas vocales. Estas dos láminas o alas del cartílago tiroides, actúan como escudos protectores de las cuerdas vocales.

El cartílago tiroides presenta en los bordes, cuatro salientes llamadas ASTAS, dos superiores y dos inferiores, de las cuales, las superiores unen el cartílago al hueso HIOIDES y las inferiores se articulan con el cartílago cricoides.

c.- Los <u>ARITENOIDES</u>: son dos cartílagos, de forma piramidal, situados en la parte posterior de la laringe y se apoyan sobre el cricoides; en ellos se insertan las cuerdas vocales. Tienen gran importancia en la fonación.

d.- La <u>EPIGLOTIS</u>: es un fibrocartílago, impar, medio, que separa la laringe de la faringe; durante la deglución, la epiglotis se moviliza, desciende sobre el orificio laríngeo impidiendo el paso de los alimentos a la laringe, al árbol respiratorio.

e.- Cartílagos <u>CORNICULADOS</u>: son dos pequeños cartílagos cónicos que coronan los aritenoides.

f.- Cartílago de <u>WRISBERG</u>: dos pequeños cartílagos colocados verticalmente a cada lado, en el espesor del repliegue aritenoepiglótico.

2.- <u>ARTICULACIONES</u> de la laringe: son de dos tipos, las <u>EXTRINSECAS</u>, entre la laringe y el hueso hioides, y entre la laringe y la tráquea y las <u>INTRINSECAS</u>, entre los cartílagos laríngeos entre sí.

3.- <u>MÚSCULOS</u> de la laringe: son de dos tipos, los EXTRINSECOS, que unen la laringe a los elementos anatómicos próximos a ella y los INTRINSECOS o propios de la laringe que son seis músculos, cinco pares y uno impar cuya función es producir pequeños movimientos en la laringe, alejando o acercando las cuerdas vocales verdaderas o poniéndolas en tensión, a fin de producir el sonido laríngeo, la voz. Estos músculos intrínsecos de la laringe, se insertan en los cartílagos laríngeos y toman el nombre de ellos.

A.- MÚSCULOS INTRÍNSECOS: entre éstos tenemos el CRICOTIROIDEO, el CRICOARITENOIDEO LATERAL POSTERIOR, el CRICOARITENOIDEO LATERAL, el TIROARITENOIDEO, los ARITENOEOIGLÓTICOS, el ARIARITENOIDEO.

CRICOTIROIDEO: de forma triangular, par, situado en la parte anterior de la laringe, que se inserta en la cara anterior del cartílago cricoide y en el borde inferior del tiroides; su contracción, desplaza el cartílago tiroides hacia adelante, poniendo TENSAS las cuerdas vocales. Su función es pues, ser TENSOR DE LAS CUERDAS VOCALES.

CRICOARITENOIDEO POSTERIOR: músculo par, situado en la parte posterior de la laringe, que se inserta en la cara posterior del cricoides y en la apófisis muscular del aritenoides; su contracción moviliza ésta apófisismuscular del aritenoides hacia abajo y atrás, lo que SEPARA las cuerdas vocales, DILATANDO la glotis. Su función es pues, ser DILATADOR DE LA GLOTIS.

CRICOARITENOIDEO LATERAL: músculo par, situado en las partes laterales de la laringe, por dentro de las alas del cartílago tiroides, que se inserta, por delante, en el borde superior del cricoides y por detrás, en la apófisis externa o muscular del aritenoides; su contracción moviliza hacia adelante esta apófisis externa, ACERCANDO las cuerdas vocales. Su función es ser un CONSTRICTOR DE LA GLOTIS. Como se puede ver, este músculo ejerce una acción contraria, al músculo descrito anteriormente, el cricoaritenoideo posterior.

TIROARITENOIDEO: músculo par, llamado también MÚSCULO PROPIO DE LAS CUERDAS VOCALES, situado por encima del cricoaritenoideo lateral, en el espesor de las cuerdas vocales inferiores o verdaderas, se inserta por delante en el ángulo entrante del cartílago tiroides y por detrás se divide en dos fascículos uno INTERNO, el fascículo PROPIO DE LA CUERDA VOCAL que da a la cuerda vocal del aritenoides y el otro EXTERNO, que se inserta en la apófisis externa del aritenoides.

Este músculo TIROARITENOIDEO, que como se ve, se extiende horizontalmente desde el ángulo entrante del cartílago tiroides hasta los aritenoides por el interior de las cuerdas vocales, al contraerse, aumenta la TENSIÓN Y EL DIÁMETRO de las cuerdas vocales verdaderas, acercando a estas y, ESTRECHANDO LA GLOTIS; su función es la de ser un CONSTRICTOR DE LA GLOTIS Y TENSOR DE LAS CUERDAS VOCALES VERDADERAS.

ARITENOEPIGLOTICO: músculo par, que va desde el vértice del aritenoides hasta los bordes laterales de la epiglotis; su contracción provoca que la epiglotis se movilice hacia abajo y atrás y que se ACERQUEN las cuerdas vocales. Su función, es la de ser un CONSTRICTOR DE LA GLOTIS y un DEPRESOR DE LA EPIGLOTIS.

ARIARITENOIDEO: también llamado músculo INTERARITENOIDEO, es el único IMPAR de los músculos INTRÍNSECOS de la laringe, medio y simétrico, situado en la parte posterior de la laringe, se extiende de un aritenoides al otro aritenoides. Está formado por dos porciones de músculos, una TRANSVERSAL que va del borde externo de un aritenoides al borde externo del otro aritenoides y una porción OBLICUA, constituida por dos fascículos musculares, uno DERECHO y otro IZQUIERDPO, que van desde el vértice de un aritenoides hasta la apófisis externa del otro aritenoides, entrecruzándose sus fibras en línea media. La contracción del músculo INTERARITENOIDEO, ACERCA los aritenoides y a las cuerdas vocales, ESTRECHANDO LA GLOTIS. Su función es la de ser un CONSTRICTOR de la GLOTIS.

Desde el punto de vista de su FUNCIÓN, los músculos INTRÍNSECOS de la laringe se pueden clasificar en tres grupos:

a.- CONSTRICTORES DE LA GLOTIS, los cuales al contraerse, ACERCAN las cuerdas vocales verdaderas, ESTRECHANDO LA GLOTIS: tiroaritenoideo, cricoaritenoideo lateral, ariaritenoideo y el aritenoepiglótico.

b.- DILATADORES DE LA GLOTIS, que SEPARAN las cuerdas vocales al contraerse, ENSANCHANDO la GLOTIS: el cricoaritenoideo posterior.

c.- TENSORES DE LAS CUERDAS VOCALES, cuya acción pone TENSAS las cuerdas vocales: tiroaritenoideo y el cricotiroideo.

La función de los músculos intrínsecos de la laringe es regular la entrada y salida de aire por ésta durante la respiración y variar la longitud y el tono de las cuerdas vocales, variando la glotis; son de gran importancia en la fonación.

B.- Músculos EXTRÍNSICOS: están situados a distancia de la laringe, insertándose en el cartílago tiroides; se encarga de mover la laringe en conjunto. Entre estos músculos tenemos el ESTERNOTIROIDEO y el TIROHIOIDEO, que pertenecen a la musculatura recta del cuello.

El esternotiroideo va desde el esternón hasta el cartílago tiroides y el TIROHIOIDEO desde el cartílago tiroides hacia arriba hasta el hueso hioides. También pueden considerarse como laríngeos otros músculos, que sin tener relación directa con ella, producen su ascenso al contraerse. Entre ellos tenemos al DIGASTRICO, el ESTILOHIOIDEO y el GENIHIOIDEO, las cuales al llevar el hioides hacia arriba, producen indirectamente el ascenso de la laringe.

El DIGASTRICO es un músculo en forma de V, con dos vientres carnosos, insertándose el posterior en la ranura digástrica del temporal y el anterior en la fosita digástrica del maxilar inferior.

EL ESTILOHIOIDEO desciende de la apófisis estiloides hasta el hioides.

El GENIHIOIDEO va desde el maxilar inferior hasta el hueso hioides.

4.- MUCOSA de la laringe: reviste interiormente toda la superficie de ella y se continúa al exterior, con la mucosa faríngea por una parte y con la mucosa traqueal, por la otra; posee glándulas mucosas y folículos linfáticos.

5.- Nervios de la laringe: este órgano de la fonación está inervada por dos nervios:

a.- El LARINGEO SUPERIOR, que nace de un nervio plexiforme, se divide en dos ramas a nivel del hueso hioides:

Una SUPERIOR que se distribuye por la epiglotis y la mucosa supraglótica y otra INFERIOR que se distribuye por la mucosa supraglótica y el músculo cricotiroideo.

b.-El LARINGEO INFERIOR O RECURRENTE que nace del NEUMOGASTRICO, se distribuye por el resto de los músculos de la laringe y se anastomosa con el resto de los músculos de la laringe y se anastomosa con el laríngeo superior por medio de la anastomosis de GALENO.

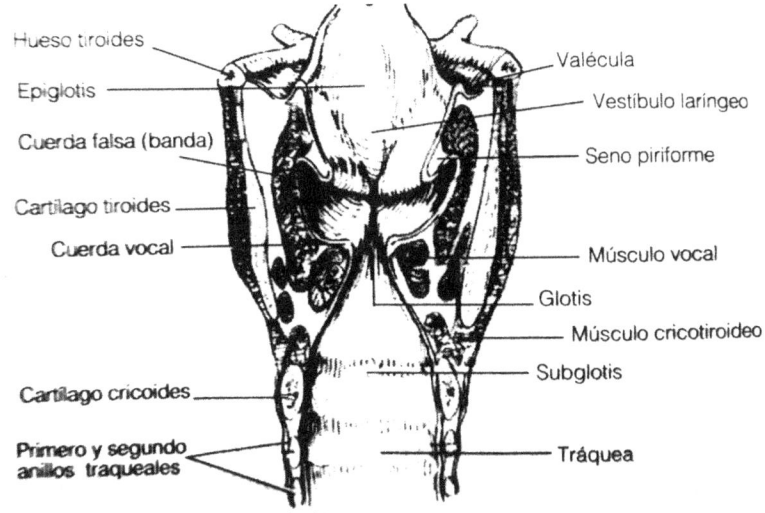

Corte frontal de la laringe

PRODUCTORDE LA VOZ: LARINGE

APARATO
FONADOR

CAVIDADES
INFRAGLÓTICAS

APARATO
RESONADOR

CAVIDADES
SUPRAGLÓTICAS

La LARINGE pues, además que sirve para el paso del aire hacia los pulmones, es el órgano PRODUCTOR DELA VOZ, el de la FONACIÓN.

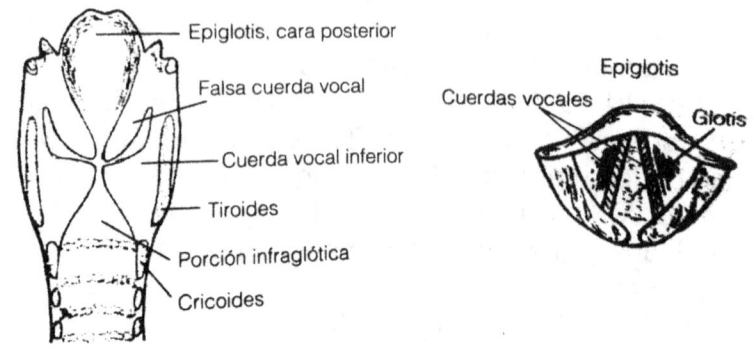

Epiglotis, cara posterior

Falsa cuerda vocal

Cuerda vocal inferior

Tiroides

Porción infraglótica

Cricoides

Epiglotis

Cuerdas vocales

Glotis

APARATO RESONADOR

El APARATO RESONADOR, es el que, por efecto del fenómeno físico de la RESONANCIA, logra producir el TIMBRE de la voz humana. Como expusimos anteriormente, este aparato resonador está formado por dos partes:

A.- CAVIDADES SUPRAGLÓTICAS
 O APARATO SUPRARESONADOR
B.- CAVIDADES INFRAGLÓTICAS
 O APARATO INFRARESONADOR

A.- CAVIDADES SUPRAGLÓTICAS: son las cavidades por ENCIMA de la GLÓTIS LARÍNGEO, constituyendo el APARATO SUPRARESONADOR: este aparato está formado por la parte superior de LA LARINGE, LA FARINGE, LA BOCA, LAS FOSAS NASALES Y LOS HUESOS HUECOS DEL CRÁNEO. La voz originada en la laringe, al chocar con estas cavidades SUPRAGLÓTICAS, por efecto de la RESONANCIA, sufre una serie de modificaciones, que le dan su TIMBRE característico.

La LENGUA Y LOS LABIOS, son dentro de este APARATO SUPRARESONADOR, los órganos que tienen una mayor importancia en la obtención del TIMBRE DEFINITIVO de la voz, ya que la LENGUA, por su movilidad, flexibilidad, pueden modificar la forma y el volumen de la faringe y la boca, lo cual hace cambiar la resonancia de estas cavidades y por supuesto, el timbre de la voz; por su parte, los LABIOS, por su movilidad y flexibilidad, al cambiar de posición, al proyectarse hacia adelante, al redondearse, también modifican la resonancia y por supuesto, modifican el timbre de la voz.

	LARINGE
APARATO	FARINGE
SUPRARESONADOR	BOCA
	FOSAS NASALES
	HUESOS HUECOS DEL
	CRÁNEO

B.- CAVIDADES INFRAGLÓTICAS: son las situadas por DEBAJO de la GLOTIS LARÍNGEA, de las cuerdas vocales, y constituyen el APARATO INFRARESONADOR; este aparato está formado por la parte inferior de la LARINGE, LA TRÁQUEA, LOS BRONQUIOS Y LOS PULMONES.

Cuando se produce la voz en la laringe, en estos órganos del aparato INFRARESONADOR, también se produce el fenómeno de la RESONANCIA, lo que se puede demostrar, al colocar la mano en el tórax, en la parte superior de la tráquea y en la parte inferior de la laringe, al momento de producir la voz.

	LARINGE
	TRÁQUEA
APARATO INFRARESONADOR	BRONQUIOS
	PULMONES

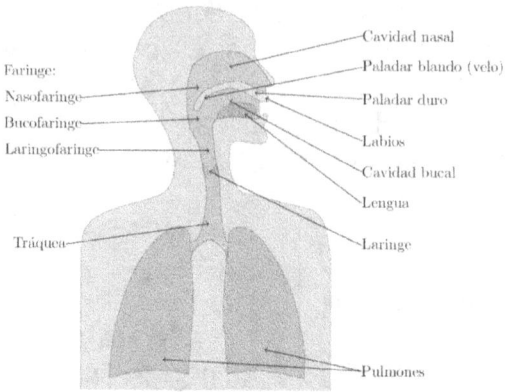

Faringe:
Nasofaringe
Bucofaringe
Laringofaringe

Cavidad nasal
Paladar blando (velo)
Paladar duro
Labios
Cavidad bucal
Lengua

Tráquea

Laringe

Pulmones

Aparato resonador

ARTICULACIÓN

Se llama ARTICULACIÓN del lenguaje a la especial disposición que adoptan los órganos articulatorios en el momento de producir un sonido.

Para producir un sonido del lenguaje, es necesaria la intervención de unos órganos de la boca, llamados ÓRGANOS ARTICULATORIOS, que son los que al ponerse en contacto o acercárselo suficiente sin entraren contacto, producen los sonidos del lenguaje; estos órganos articulatorios se clasifican en:

A.- MÓVILEO ACTIVOS
B.- INÓVILESO PASIVOS

A.- ÓRGANOS ARTICULATORIOS MÓVILES: son los que se mueven, que buscan al otro órgano articulatorio para producir el sonido; entre estos tenemos LOS LABIOS, LA LENGUA Y EL VELO DEL PALADAR.

1,- <u>LOS LABIOS</u>: intervienen en la producción de TODAS las VOCALES y en las CONSONANTES [p]. [b]. [m]. [f]; las alteraciones de los labios, modifican el movimiento normal de ellos, lo cual trae como consecuencia, la modificación de los SONIDOS donde ellos intervienen. La patología más común de ellos es el labio leporino, la paresia o parálisis, el labio grueso, el labio superior corto.

Los labios son dos, el superior y el inferior, de los cuales, el inferior es el más activo.

56

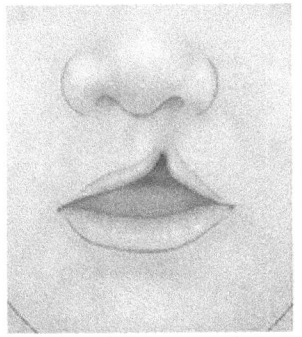 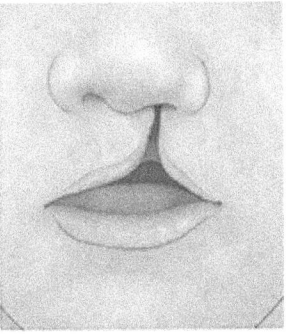

Hendidura parcial   Hendidura total
del labio   del labio

Labio leporino

LABIOS

[a. e. i. o. u.]   [a] [e] [i] [o] [u]

[p. b. m. f.]   [p] [b] [m] [f]

2.- <u>LA LENGUA</u>: de los órganos articulatorios del lenguaje, es el que interviene en la articulación de la mayor cantidad de sonidos, pues interviene en la producción de TODAS las VOCALES y en las CONSONANTES [t]. [d]. [l]. [s]. [n]. [r]. [ch]. [y]. [ñ]. [k]. [g]. [x]. La lengua es un órgano musculoso, de gran movilidad, que juega un papel muy importante en el acto fonético, en la articulación de los sonidos, en el timbre y en la colocación dela voz. Las alteraciones de la lengua, modifican el movimiento normal de ella, lo que consecutivamente produce la alteración de los sonidos donde ella interviene (dislalias).

La patología más común dela lengua, es el frenillo sublingual corto, que le impide su libre movimiento, la modificación de su posición normal, la sección de una parte por un accidente, la glosoptosis, o sea, la caída de la lengua en la faringe, la hipertrofia y la hipotrofia, la paresia o parálisis de la misma.

LENGUA

a. e. i. o. u.   [a] [e] [i] [o] [u].

t. d. i. s. n. r. ch. y. ñ. K. g. j.

[t] [d] [l] [s] [n] [r] [j] [n] [k] [g] [x]

57

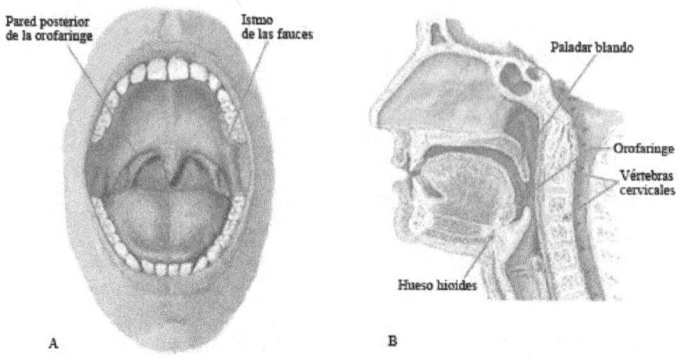

Pared posterior de la orofaringe

Istmo de las fauces

Paladar blando

Orofaringe

Vértebras cervicales

Hueso hioides

A   B

3.- <u>VELO DEL PALADAR O PALADAR BLANDO</u>, es un órgano articulado móvil que interviene en la producción de los sonidos CONSONANTES [k] [K] [K]; otra función muy importante del VELO DEL PALADAR, es que durante la articulación del lenguaje, al ELEVARSE, separan las fosas nasales de la faringe bucal, haciendo que la mayoría de los FONOS salgan por la boca, sonidos bucales. Las alteraciones del velo del paladar pueden ocasionar, además de las alteraciones de los sonidos donde él interviene (dislalias k. g. j.). la VOZ NASALIZADA O RINOLALIA.

La patología más común que sepresenta en este órgano es la paralisis o paresia, su división, tamaño corto o su ausencia.

En los sonidos velares,elórgano articulatorio más activo es el post dorso de la lengua.

VELO DEL PALADAR   [K] [g] [j]

ÓRGANOS ARTICULATORIO MÓVILES o ACTIVOS:

1.-LABIOS:
VOCALES: a. e. i. o. u. [a] [e] [i] [o] [u]
COSONANTES: p. b. m. f. [p] [b] [m] [f]
2.- LENGUA
VOCALES: a. e. i. o. u. [a] [e] [i] [o] [u]
CONSONANTES: [t.d.l.s.n.r.y.ch.ñ.k.g.j.]
3.- VELO DEL PALADAR: k. g. j. [k] [g] [x]

Cuando la producción del fono se hace con dos órganos articulatorios móviles, uno de ellos es el activo y el otro el pasivo; en los sonidos bilabiales por ejemplo, el activo es el labio inferior y en las velares, el activo es el post-~~dorso de la lengua~~

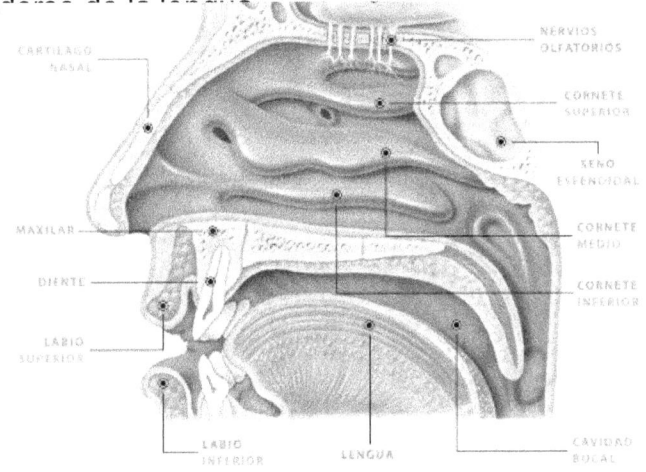

B.- ÓRGANOS ARTICULATORIOS INMÓVILES O PASIVOS: son los que no se mueven, permanecen inmóviles, esperando que un órgano articulatorio móvil se ponga en contacto con él o se acerque lo suficientemente sin entrar en contacto, para producir algunos sonidos del lenguaje; entre estos tenemos: LOS DIENTES SUPERIORES, LOSALVEOLOS DENTARIOSY EL PALADAR DURO.

1.- DIENTES SUPERIORES: especialmente los incisivos superiores, intervienen en la articulación delos sonidos CONSONANTES [f.] [t.] [d.]; en la articulación de la [f.] el órgano activo es el LABIO INFERIOR y en la articulación de la [t.] [d.], es el ÁPICE de la LENGUA.

DIENTES SUPERIORES: [f.] [t.] [d.].

2.- ALVEOLOS DENTARIOS: intervienen en la articulación de las CONSONANTES [s. l. n. r.]; aquí en estos sonidos, los órganos activos son la PUNTA Y EL PRE-DORSO DE LA LENGUA.

ALVEOLOS DENTARIOS: [s.] [l.] [n.] [r.]

3.- PALADAR DURO: formado por los huesos palatino y maxilar superior, interviene en la articulación de los sonidos CONSONANTES ch. y ñ. [c] [j] [ñ]; en estos sonidos el órgano activo es el DORSO DE LA LENGUA.

PALADAR DURO: [ch. y ñ.] [c] [j] [n]

ÓRGANOS ARTICULATORIOS

A.- MÓVILES O ACTIVOS
LABIOS: VOCALES más [p.] [b.] [m.] [f.]
LENGUA: VOCALES Más [t.d.l.s.n.r.ch.y.ñ.j.k.g.]
VELO DEL PALADAR: [k.g.j.] [k] [g] [x]

B.- INMÓVILES O PASIVOS
DIENTES SUPERIORES: [f] [t] [d]
ALVEOLOS DENTARIOS: [s] [l] [n] [r]
PALADAR DURO: [ch. y ñ.] [c] [j] [ñ]

Para estudiar un sonido CONSONANTE, en cualquier lengua, desde el punto de vista de su ARTICULACIÓN, debemos considerar cuatro (4) condiciones:
1.- EL PUNTO DE ARTICULACIÓN
2.- EL MODO DE ARTICULACIÓN
3.- INTERVENCIÓN O NO DE LAS CUERDAS VOCALES
4.- INTERVENCIÓN O NO DEL VELO DEL PALADAR

1.- PUNTO DE ARTICULACIÓN: es el sitio, el lugar, la zona de la cavidad bucal donde se articula el sonido, donde los órganos articulatorios se ponen en contacto o se acercan lo suficientemente, sin entrar en contacto, para articular un sonido; de acuerdo al PUNTO DE ARTICULACIÓN, en el español nuestro, el español hispanoamericano, los sonidos CONSONANTES se clasifican en:

a.-BILABIALES: el sitio donde se articulan los sonidos, es en los dos labios; los sonidos BILABIALES son [p.b.m.]

BILABIALES: [p] [b] [m]

b.- LABIO DENTALES: el sitio donde se articulan los sonidos del lenguaje está dado por el estrechamiento que se forma al acercarse el LABIO INFERIOR a LOS INCISIVOS SUPERIORES: entre estos tenemos la [f]. Con respecto a la v que en el español antiguo era LABIO DENTAL, con el correr del tiempo se transformó en una [b] BILABIAL y actualmente, la v LABIODENTAL sólo se conserva en Valencia, Baleares y algunas comarcas del sur de Cataluña, ya que en el resto de España y en Hispano América, FONETICAMENTE NO EXISTE, no se articula, solo se usa ortográficamente.

Pronunciación de V:

Tomás Navarro, en su libro "Manual de Pronunciación Española" (R.F.E. Madrid 1977), señala que "solo pronuncian ente nosotros la V labio dental algunas personas demasiado influidas por prejuicios ortográficos o particularmente propensas a afectación". Enrique Obediente Sosa, en su libro "Fonética y Fonología" (fundamentos generales y estudio comparativo ente el español general y el español venezolano), nos señala que "realizar el grafema V como un sonido labio dental [V] es, en español, un acto artificial, innecesario y pedante que no tiene razón de ser". En Venezuela, donde más observamos este fenómeno es en los locutores de radio y la televisión, que se empeñan en pronunciar [v] en vez de [b]; inclusive, algunos la enfatizan al pronunciarla.

Para conocer con más detalles la evolución de la pronunciación de la letra V, remitimos al lector a la lectura de: Alonso Amado, "Dela pronunciación medieval a la moderna en español", Editorial Gredos, T.L. Madrid. 1955, pág. 23 y siguientes. Lapesa Rafael, "Historia de la lengua española". Editorial Gredos. Madrid. 1980. Alcina y Blecua, op.c. pp. 308-315.

LABIO DENTAL: [f]

c.- DENTALES: la zona donde se articulan los sonidos está formada por el contacto que hace la PUNTAO ÁPICEDE LA LENGUA con los INCISIVOS SUPERIORES: los sonidos que se articulan en los dientes superiores son [t] [d]. En España, además de los dentales, se articulan sonidos INTERDENTALES, entre los dientes superiores e interiores, y entre los cuales se incluyen [d.z.]. Nosotros en Hispano América, no articulamos sonidos interdentales.

DENTALES: [t] [d]

d.- ALVEOLARES: la zona donde se articulan los sonidos está dada por el contacto y el acercamiento suficiente sin entrar en contacto, que hace el PREDORSODE LA LENGUA con los ALVEOLOS DENTARIOS; los que se articulan en los ALVEOLOS DENTARIOS son [l.s.n.r.]

ALVEOLARES: [s] [l] [n] [r]

e.- PALATALES: el lugar donde se articulan los sonidos está dado por el contacto y el acercamiento suficiente sin entrar en contacto que hace el MEDIO DORSO DE LA LENGUA con el PALADAR DURO; los que se articulan en el PALADAR DURO son [y] [ch] [ñ]: [j] [c] [ñ]

PALATALES: [ch] [y] [ñ]: [c] [j] [ñ]

f.- VELARES: la zona donde se articulan los fonos está dada por el contacto y el acercamiento suficiente sin entrar en el contacto, que hace el POSTDORSO de la LENGUA con el VELO DEL PALADAR: los sonidos que se articulan en el VELO DEL PALADAR son [k.g.j.]

VELARES: k. g. j. [k] [g] [x]

FONOS DE ACUERDO AL PUNTO DE ARTICULACIÓN:
1.-BILABIALES [p] [b] [m]
2.-LABIODENTALES: [f]
3.- DENTALES: [t] [d]

4.- ALVEOLARES: [l] [s] [n] [r]

5.-PALATALES: ch. y ñ. [c] [j] [ñ]

6.- VELARES: k.g.j. [k] [g] [x]

En la formación de las VOCALES NO HAY UN PUNTO DE ARTICULACIÓN ESPECÍFICO donde se centre la tensión articulatoria, sino que se producen en una zona donde interviene TODALA MASA LINGUAL.

2.- MODO DE ARTICULACIÓN: es la FORMA que adoptan los órganos articulatorios en el momento de la articulación, es decir, COMO SE PRODUCE la articulación de ese sonido; para estudiar el MODO de una articulación es necesario tomar en cuenta varios factores:

a.- Si los órganos articulatorios se ponen en contacto o no.

b.- Si el aire contenido en la boca se acumula detrás de ellos o no.

c.- La forma como se separa los órganos articulatorios

d.- Cómo sale el aire contenido en la boca

De acuerdo al MODO DE ARTICULACIÓN, los sonidos se clasifican en:

A.- OCLUSIVOS: en estas articulaciones los órganos articulatorios se ponen en CONTACTO completo y el AIRE contenido en la boca se ACUMULA detrás de ellos; luego estos órganos se SEPARAN BRUSCAMENTE y el aire contenido en la boca que se había acumulado detrás de ellos, saleen forma INTEMPESTIVA, BRUSCA, EXPLOSIVA, por lo que a estos sonidos también se les llama EXPLOSIVOS.

Los sonidos OCLUSIVOS son: [p] [b] [t] [d] [k] [g]

OCLUISIVOS O EXPLOSIVOS: [p] [b] [t] [d] [k] [g]

B.- FRICATIVOS: en estos fonos los órganos articulatorios NO SE PONEN EN CONTACTO, sino que se acercan lo suficientemente para formar una estrechez ente ellos; el aire contenido en la boca NO SEACUMULA detrás de estos sino que sale rozándolos en forma continua, produciendo el sonido del lenguaje, por fricción.

También se les llama CONTINUOS.
Los sonidos FRICATIVOS son:
[f.] [s.] [y.] [j.]   [f] [s] [j] [x]

FRICATIVOS: [f.s.y.j.]   [f] [s] [j] [x]

C.- <u>AFRICADOS</u>: en ellos se produce una combinación de articulación OCLUISIVA Y FRICATIVA; es decir, en un primer momento, son OCLUISIVAS y luego se hacen FRICATIVAS. Al inicio los órganos articulatorios se PONEN en CONTACTO y el AIRE contenido en la boca se ACUMULA detrás de estos, pero la separación de ellos NO se hace en forma BRUSCA sino en forma GRADUAL, lo que deja una estrechez por donde sale el aire, rozándolos en forma continua, produciendo el sonido del lenguaje.

El sonido AFRICADO del españoles ["ch"] [c]. Los argentinos tienden a articular la [y] en forma AFRICADA.

AFRICADO: [ch.] [c]

D.- <u>LIQUIDAS</u>: en ellas se combinan una oclusión con una abertura del canal bucal; se dividen en VIBRANTES y LATERALES.

D1.- <u>VIBRANTES</u>: en estas articulaciones la lengua realiza unos movimientos rápidos que le permiten ponerse en contacto y separarse del órgano articulatorio pasivo, varias veces, lo que interrumpe alternativamente la salida del aire contenido en la boca. Los FONOS VIBRANTES del español son [y] [f] VIBRANTES: [r] [r].

En las VIBRANTES se combina pues, la oclusión con la abertura en forma sucesiva; la úvula y la lengua son los órganos articulatorios que pueden vibrar. La [r] del francés es uvular.

D2.- <u>LATERALES</u>: en estas articulaciones, el órgano articulatorio entra en contacto con el punto de articulación, pero este contacto solo tiene lugar en medio del canal bucal, por lo que el aire contenido en la boca puede salir por los dos costados del lugar de la articulación.

La [l] es una lateral en el español, donde la punta de la lengua se pone en contacto con los alvéolos dentarios y el aire contenido en la boca, sale por los dos costados de la lengua, produciendo un sonido causado por la fricción del aire contra los bordes de la lengua.

LATERAL: [l]

FONOS de acuerdo al MODO DE ARTICULACIÓN

1.- OCLUSIVOS: [p] [b] [t] [d] [k] [g]

2.- FRICATIVOS: [f] [s] [y] [j] [f] [s] [j] [x]

3.- AFRICADOS: ch. [c]

4.- LIQUIDAS: VIBRANTES: [r] [r]

                  LATERAL: [l]

En la formación de las VOCALES, los órganos articulatorios forman una abertura suficiente para que el aire pase sin obstáculos.

3.- INTERVENCIÓN O NO DE LAS CUERDAS VOCALES: cuando la articulación de los fonos se acompaña de sonido laríngeo, de voz, se les llama SONOROS y cuando no se acompañan de sonido laríngeo, cuando no intervienen las cuerdas vocales, se les llama SORDOS.

Los sonidos SONOROS son: [b.m.d.l.n.r.ñ.y.g.] más todas las VOCALES.

Los sonidos SORDOS son: [p.f.t.s.ch.k.j.]

INTERVENCIÓN O NO DE LAS CUERDAS VOCALES:

SONOROS: [a.e.i.o.u.b.m.d.l.n.r.r.ñ.y.g.]

SORDOS: [p.f.t.s.ch.k.j.]

4.- INTERVENCIÓN O NO DEL VELO DEL PALADAR: cuando nos referimos al VELO DEL PALADAR como órgano articulatorio móvil, expusimos que al elevarse, separa las fosas nasales de la orofaringe, provocando que la mayoría de los sonidos salgan por la boca y se les llama sonidos BUCALES U ORALES; cuando el velo del paladar NO INTERVIENE, NO SE LELEVA, como la orofaringe se comunica normalmente con las fosas nasales, los sonidos salen por la nariz y se les llama sonidos NASALES.

Los sonidos BUCALES U ORALES son: [p.b.f.t.d.s.l.r.] más todas las vocales.

Los fonos NASALES son solamente:
[m.n.ñ.] : [m] [n] [ñ]

INTERVENCIÓN O NO DEL VELO DEL PALADAR:
ORALES O BUCALES: [a.e.i.o.u.p.b.f.t.d. s.l.r.ch.y.j.k.g.]
NASALES: [m.n.ñ.]

Podemos ver COMO FUNCIONA el velo del paladar, si a una persona le bajamos la lengua y lo invitamos a que articule la vocal [a], veremos como el velo del paladar se eleva, interrumpiendo la comunicación que, normalmente existe entre la orofaringe y las fosas nasales.

ARTICULACIONES DE LAS CONSONANTES ESPAÑOLAS (HISPAN AMÉRICA)

PUNTO DE ARTICULACIÓN
a.- BILABIALES: [p] [b] [m]
b.- LABIO DENTALES: [f]
c.- DENTALES: [t] [d]
d.- ALVEOLARES: [l] [s] [n] [r] [r]
e.- PALATALES: [ch y ñ]: [c] [j] [ñ]
 f.- VELARES: [k.g.j.]: [k] [g] [x]

MODO DE ARTICULACIÓN
a.- OCLUSIVAS: [p] [b] [t] [d] [k] [g]
b.- FRICATIVAS: [f.s.y.j.]: [f] [s] [j] [x]
c.- AFRICADAS: ch. [c]
d.- LIQUIDAS: VIBRANTES: [r] [r]
LATERAL: [l]

INTERVENCIÓN O NO DE LAS CUERDAS VOCALES
a.- SONORAS: [a.e.i.o.u.b.m.d.l.n.r.ñ.y.g]
b.- SORDAS: [p.f.ts.ch.k.j.]

INTERVENCIÓN O NO DEL PALADAR
a.- ORALES: [a.e.i.o.u.p.b.f.t.d.s.l.r.ch.y.j.k.g.]
B. NASALES: [m.n.ñ.]

TIEMPO DE LA ARTICULACIÓN

En toda articulación de un sonido se realizan tres MOMENTOS O TIEMPOS:
a.- INTENSIÓN
b.- TENSIÓN
c.- DISTENSIÓN

a.- INTENSIÓN: se refiere a los MOMENTOS que realizan los órganos articulatorios para llegar a la alta posición característica del fono.

b.- TENSIÓN: es el mantenimiento de la posición característica del sonido durante cierto tiempo. Es el momento más característico del mismo .

c.- DISTENSIÓN: son los movimientos que realizan los órganos articulatorios para deshacer la posición característica del sonido.

Durante la INTENSIÓN Y LA DISTENSIÓN se realizan los enlaces con los sonidos contiguos en la palabra y la frase.

<u>CLASIFICACIÓN DE LOS SONIDOS DEL LENGUAJE</u>

Se clasifican en dos

a.- VOCALES

b.- CONSONANTES

Ya hemos expuesto algunas diferencias existentes entre ellos, sin embargo consideramos conveniente analizarlos con más detalles. Se diferencian desde varios puntos de vista:

1.- <u>ACUSTICAMENTE</u>: las VOCALES son TONOS, ONDAS SONORAS PERIÓDICAS, SONIDOS PROPIAMENTE DICHOS, en cambio las CONSONANTES son RUIDOS, ONDAS SONORAS APERIÓDICAS; sin embargo, estas diferencias no son absolutas porque las VOCALES suelen acompañarse de RUIDOS y algunas CONSONANTES presentan elementos de tono musical. Otra diferencia es que, las VOCALES presentan FORMANTES y en las CONSONANTES NO HAY FORMANTES.

2.- <u>DESDE EL PUNTO DE VISTA ARTICULATORIO</u>: en las VOCALES NO HAY OBSTÁCULOS en la boca al paso del aire vibrante; en cambio en las CONSONANTES SI HAY OBSTÁCULO en la boca al paso del aire.

Una segunda diferencia entre ellos, sería que en la articulación de las consonantes la tensión articulatoria se concentra en el lugar donde se produce el ruido dela consonantes emitida, o sea, que las CONSONANTES tienen una ARTICULACIÓN LOCALIZADA, un FOCO. En cambio las VOCALES NO PRESENTAN un FOCO FORMADOR, ya que se producen en una zona donde interviene toda la masa lingual; no hay parte específica donde se centre la tensión articulatoria.

3.- <u>LINGÜÍSTICAMENTE</u>: las VOCALES por SÍ SOLAS pueden FORMAR SÍLABAS, constituyendo EL NÚCLEO O CENTRO de la SÍLABA, en cambio las CONSONANTES NO PUEDEN POR SÍ SOLAS formar sílabas, constituyendo el MARGEN dela SÍLABA.

LAS VOCALES

Como hemos visto anteriormente, las VOCALES son sonidos SONOROS y ABIERTOS que se diferencian entre sí, especialmente por su timbre característico; se pueden estudiar desde dos puntos de vista.
A.- ACÚSTICAMENTE
B.- ARTICULATORIAMENTE

A.- ACÚSTICAMENTE: las VOCALES, de acuerdo con la FRECUENCIA con que se producen, se pueden Clasificar en:

1.- AGUDAS, cuando en ellas predominan las frecuencias ALTAS, lo cual se debe a la forma reducida del resonador bucal; en español tenemos la [i] (2.000 cps) y la [c].

2.- GRAVES: cuando en ellas predominan las frecuencias BAJAS, lo cual se debe a la forma amplia del resonador bucal; en español tenemos la [u] (700 cps) y la [o].

3.- NEUTRA: cuando predominan las frecuencias intermedias entre las posiciones extremas; en español tenemos la [a] (1.5000 cps).

VOCALES ACÚSTICAMENTE
AGUDAS: [i] (2.000 cps) [e]
NEUTRA: [a] (1.500 cps)
GRAVES: [u] (700 cps) [o]

B.- ARTICULATORIAMENTE: desde este punto de vista, las VOCALES se pueden estudiar en cuatro (4) ejemplos:
1.- LUGAR DE ARTICULACIÓN
2.- MODO DE ARTICULACIÓN
3.- ACCIÓN DE LOS LABIOS
4.- ACCIÓN DEL VELO DEL PALADAR

1.- LUGAR DE ARTICULACIÓN: cuando para articular la VOCAL, la lengua Avanza hacia adelante, hacia la parte anterior de la boca, se le llama ANTERIOR; también se les llama PALATALES porque cuando la lengua avanza hacia la parte anterior de la boca, se eleva hacia el paladar duro; entre estas tenemos [i] [e] del español. Se le llama CENTRAL, como la [a] del español, cuando la vocal se realiza con la parte central del dorso de la lengua y ésta se acerca hacia la parte baja de la cavidad bucal.

Se le llama POSTERIORES O VELARES cuando para articular la vocal, la lengua se retrae hacia la parte posterior de la boca; entre éstas tenemos [o] [u] del español.

LUGAR DE ARTICULACIÓN:
ANTERIORES O PALATALES: [e] [i]
CENTRAL: [a]
POSTERIORES O VELARES: [o] [u]

2.- MODO DE ARTICULACIÓN: se refiere que al elevar el dorso de la lengua para producir las VOCALES, se modifica la amplitud del paso del aire entre el paladar duro y la lengua. De acuerdo a la mayor o menor amplitud del paso del aire vibrante entre el paladar duro y la lengua, LAS VOCALES se clasifican en ABIERTAS, donde hay la MAYOR AMPLITUD, como en [a], CERRADAS, donde hay la MENOR AMPLITUD, como en [i] [u] y en MEDIAS como en [e] [o].

MODO DE ARTICULACIÓN:
ABIERTAS: [a]
MEDIAS: [e] [o]
CERRADAS: [i] [u]

Las vocales se inscriben en un triángulo

I   u
e   o
a

3.- ACCIÓN DE LOS LABIOS: después de la lengua, son los órganos articulatorios MÁS IMPORTANTES en la formación de las VOCALES: se llaman LABIALIZADAS O REDONDEADAS cuando hay abocinamiento o redondeamiento labial como en [o] [u]. Se les llama DESLABIALIZADAS O ESTIRADAS cuando no hay abocinamiento labial, sino que éstos se estiran como en [a] [i] [e].

ACCIÓN DE LOS LABIOS:
LABIALIZADAS O REDONDEADAS: [o] [u]
DESLABIALIZADAS O ESTIRADAS: [a] [e] [i]

4.- ACCIÓN DEL VELO DEL PALADAR: cuando éste se eleva y se coloca contra la pared faríngea, el aire vibrante sale por la boca, son las vocales ORALES, que en ESPAÑOL son todas; si el VELO DEL PALADAR no se eleva, permanece descendido, el aire vibrante sale por la nariz; son las NASALES como en portugués y el francés.

VELO DEL PALADAR
ORALES: ESPAÑOL
NASALES: PORTUGUÉS, FRANCÉS

VOCALES. RESUMEN

A.- ACÚSTICAMENTE
AGUDAS: [i] (2.000 cps) [e]
NEUTRA: [a] (1.500 cps)
GRAVES: [i] (700 cps) [o]

B.- ARTICULADAMENTE:

1. LUGAR DE ARTICULACIÓN
ANTERIORES O PALATALES: [e] [i]
CENTRAL: [a]
POSTERIORES O VELARES: [o] [u]

2.- MODO DE ARTICULACIÓN
ABIERTAS O BAJAS: [a]
MEDIAS: [e] [o]
CERRADAS O ALTAS: [i] [u]

3.- ACCIÓN DE LOS LABIOS
LABIALIZADAS O REDONDEADAS: [o] [u]
ESLABIALIZADAS O ESTIRADAS: [a] [e] [i]

4. VELO DEL PALADAR
ORALES: ESPAÑOL
NASALES: PORTUGUÉS, FRANCÉS

LAS CONSONANTES

Anteriormente hemos expuesto que las CONSO-NANTES son RUIDOS u ondas sonoras aperiódicas, donde NO HAY FORMANTES, que tienen UN FOCO FORMADOR, un PUNTO DE ARTICULACIÓN y que LIN-GÜÍSTICAMENTE se caracterizan porque POR SI SO-LAS NO PUEDEN FORMAR SÍLABAS.

También estudiamos anteriormente las CONSO-NANTES desde el punto de vista ACÚSTICO y ARYICU-LATORIO. En este capítulo clasificaremos a cada uno de los sonidos CONSONANTES de acuerdo a las (4) condiciones articulatorias: PUNTO DE ARTICULACIÓN,

MODO DE ARTICULACIÓN, INTERVENCIÓN O NO DE LAS CUERDAS VOCALES Y LA INTERVENCIÓN O NO DEL VELO DEL PALADAR, con la finalidad de conocer mejor estos sonidos del lenguaje que junto con las vocales, forman las palabras con las cuales hablamos.

CONSONANTE [p]
1.- PUNTO DE ARTICULACIÓN: BILABIAL
2.- MODO DE ARTICULACIÓN: OCLUSIVA
3.- INTERVENCIÓN DE CUERDAS VOCALES: SORDA
4.- INTERVENCIÓN DEL VELO DEL PALADAR: BUCAL U ORAL

CONSONANTE [b]
1.- PUNTO DE ARTICULACIÓN: BILABIAL
2.- MODO DE ARTICULACIÓN:OCLUSIVA
3.- INTERVENCIÓN DE CUERDAS VOCALES: SONORA
4.- INTERVENCIÓN DEL VELO DELPALADAR: BUCAL U ORAL

La CONSONANTE [b] puede cambiar el MODO DE ARTICULACIÓN, ya que es OCLUSIVA cuando inicia palabras o va después de m; es FRICATIVA en los demás casos, ejemplos:

Bate: OCLUSIVA
Combate: OCLUSIVA
Cabo: FRICATIVA
Cubeta: FRICATIVA

CONSONANTE [m]
1.- PUNTO DE ARTICULACIÓN: BILABIAL
2.- MODO DE ARTICULACIÓN: OCLUSIVA
3.- INTERVENCIÓN DE CUERDAS VOCALES: SONORA
4.- INTERVENCIÓN DEL VELO DEL PALADAR: NASAL

CONSONANTE [f]
1.- PUNTO DE ARTICULACIÓN: BILABIAL
2.- MODO DE ARTICULACIÓN: OCLUSIVA
3.- INTERVENCIÓN DE CUERDAS VOCALES: SONORA
4.- INTERVENCIÓN DEL VELO DEL PALADAR: NASAL

CONSONANTE [t]
1.- PUNTO DE ARTICULACIÓN: DENTAL
2.- MODO DE ARTICULACIÓN: OCLUSIVA
3.- INTERVENCIÓN DE CUERDAS VOCALES: SORDA
4.- INTERVENCIÓN DEL VELO DEL PALADAR: BUCAL U ORAL

CONSONANTE [d]
1.- PUNTO DE ARTICULACIÓN: DENTAL
2.- MODO DE ARTICULACIÓN: OCLUSIVA
3.- INTERVENCIÓN DE CUERDAS VOCALES: SONORA
4.- INTERVENCIÓN DEL VELO DEL PALADAR: BUCAL U ORAL

La CONSONANTE [d] puede cambiar su MODO de ARTICULACIÓN, ya que es OCLUSIVA cuando está en posición inicial absoluta o precedida de [n] [l], pero es FRICATIVA en los demás casos.

Ejemplos: Debo: OCLUISIVA
Podar: FRICATIVA
Bondad: FRICATIVA, la final
Toldo: OCLUISIVA

CONSONANTE [i]
1.- PUNTO DE ARTICULACIÓN: ALVEOLAR
2.- MODO DE ARTICULACIÓN: LATERAL
3.- INTERVENCIÓN DE CUERDAS VOCALES: SONORA
4.- INTERVENCIÓN DEL VELO DEL PALADAR: BUCAL U ORAL

CONSONANTE [s]
1.- PUNTO DE ARTICULACIÓN: ALVEOLAR
2.- MODO DE ARTICULACIÓN: FRICATIVA
3.- INTERVENCIÓN DE CUERDAS VOCALES: SORDA
4.- INTERVENCIÓN DEL VELO DEL PALADAR: BUCAL U ORAL

CONSONANTE [n]
1.- PUNTO DE ARTICULACIÓN: ALVEOLAR
2.- MODO DE ARTICULACIÓN: OCLUSIVA

3.- INTERVENCIÓN DE CUERDAS VOCALES: SONORA
4.- INTERVENCIÓN DEL VELO DEL PALADAR: NASAL

CONSONANTE [r]
1.- PUNTO DE ARTICULACIÓN: ALVEOLAR
2.- MODO DE ARTICULACIÓN: VIBRANTE
3.- INTERVENCIÓN DE CUERDAS VOCALES: SONORA
4.- INTERVENCIÓN DEL VELO DEL PALADAR: BUCAL
U ORAL
En la CONSONANTE [r] se produce una vibración del ápice de la lengua contra los alvéolos dentarios.

CONSONANTE [r]
1.- PUNTO DE ARTICULACIÓN: ALVEOLAR
2.- MODO DE ARTICULACIÓN: VIBRANTE MÚLTIPLE
3.- INTERVENCIÓN DE CUERDAS VOCALES: SONORA
4.- INTERVENCIÓN DEL VELO DEL PALADAR: BUCAL
U ORAL
En la CONSONANTE [r] se produce más de una vibración lingual contra los alvéolos dentarios.

CONSONANTE ch [c]
1.- PUNTO DE ARTICULACIÓN: PALATAL
2.- MODO DE ARTICULACIÓN: AFRICADA
3.- INTERVENCIÓN DE CUERDAS VOCALES: SORDA
4.- INTERVENCIÓN DEL VELO DEL PALADAR: BUCAL
U ORAL

CONSONANTE [y] [i]
1.- PUNTO DE ARTICULACIÓN: PALATAL
2.- MODO DE ARTICULACIÓN: FRICATIVA
3.- INTERVENCIÓN DE CUERDAS VOCALES: SONORA
4.- INTERVENCIÓN DEL VELO DEL PALADAR: BUCAL
U ORAL

CONSONANTE [Ñ] [ñ]
1.- PUNTO DE ARTICULACIÓN: PALATAL
2.- MODO DE ARTICULACIÓN: OCLUSIVA
3.- INTERVENCIÓN DE CUERDAS VOCALES: SONORA

4.- INTERVENCIÓN DEL VELO DEL PALADAR: NASAL

CONSONANTE [k]
1.- PUNTO DE ARTICULACIÓN: VELAR
2.- MODO DE ARTICULACIÓN: OCLUSIVA
3.- INTERVENCIÓN DE CUERDAS VOCALES: SORDA
4.- INTERVENCIÓN DEL VELO DEL PALADAR: BUCAL U ORAL

CONSONANTE g [g]
1.- PUNTO DE ARTICULACIÓN: VELAR
2.- MODO DE ARTICULACIÓN: OCLUSIVA
3.- INTERVENCIÓN DE CUERDAS VOCALES: SONORA
4.- INTERVENCIÓN DEL VELO DEL PALADAR: BUCAL

CONSONANTE [j] [x]
1.- PUNTO DE ARTICULACIÓN: VELAR
2.- MODO DE ARTICULACIÓN: FRICATIVA
3.- INTERVENCIÓN DE CUERDAS VOCALES: SORDA
4.- INTERVENCIÓN DEL VELO DEL PALADAR: BUCAL

CONSONANTE [c]
La CONSONANTE [c], no tiene un SONIDO PROPIO, ya que suena como [k] cuando va seguida de las VO-CALES [a, o, u] y como [s] cuando va seguida de las VOCALES [e, i]

Ejemplos: Coro: [k]
Culebra: [k]
Cabeza: [k]
Cédula: [s]
Cielo: [s]
Fonéticamente no hay sonido C.

CONSONANTE [x]
NO tiene un sonido propio, ya que suena como [ks] en MEDIO de palabras y como [s] al inicio de las mismas.

Ejemplos: México: [ks]
Xochimilco [S]
Fonéticamente no hay sonido X.

LA SÍLABA

El lenguaje oral está dado por cadenas de sonidos, formadas por pequeñas unidades que se agrupan para constituir otras unidades cada vez más grandes; las consonantes se reúnen con las vocales para formar SÍLABAS, éstas se agrupan y forman las PALABRAS y éstas forman FRASES y ORACIONES.

Los FONEMAS, desde el punto de vista de la FONOLOGÍA, son LA UNIDAD LINGÜÍSTICA MÍNIMA SIN SIGNIFICADO y representan los PILARES SOBRE LOS CUALES DESCANSA TODA LA ESTRUCTURA LINGÜÍSTICA.

La SÍLABA es la UNIDAD FONÉTICA MÁS PEQUEÑA EN QUE SE DIVIDE EL HABLA REAL y constituye LA ESTRUCTURA FUNDAMENTAL, BÁSICA, DE TODA AGRUPACIÓN DE FONEMAS EN LA CADENA HABLADA; es pues, LA UNIDAD MÍNIMA DEL HABLA REAL; al hablar emitimos SÍLABAS, no fonemas aislados y aún en los casos en que la SÍLABA tenga un solo fonema, éste fono único funcionará como una ENTIDAD SILÁBICA.

Las SÍLABAS se clasifican en ABIERTAS O LIBRES y CERRADAS O TRABADAS.

a.- ABIERTAS O LIBRES; cuando terminan en una vocal; ejemplo: po-te, ma-la.

c.- CERRADAS O TRABADAS: cuando la sílaba termina en una consonante; ejemplo: por, par-tir, már-tir.

La sílaba se puede estudiar desde dos puntos de vista:
1.- Psicofisiológico y 2.- Acústico.

1.- PSICOFISIOLÓGICO: es decir, como se produce la sílaba. Para producir la sílaba se requiere de impulsos musculares intencionales tanto espiratorios como articulatorios por parte de quien habla. En estos movimientos impulsivos del hablante, cada impulso forma una sílaba. En la articulación de la SÍLABA existe una TENSIÓN CRECIENTE de los músculos del aparato fonatorio seguida por una TENSIÓN DECRECIENTE; es decir, que la articulación es más enérgica al comienzo de la sílaba y decrece gradualmente a partir de la vocal.

2.- ACÚSTICO: o sea, como se PERCIBE la sílaba. La mayor o menor perceptibilidad de las sílabas depende de los fonos que la forman, según la intensidad, duración y el tono de los sonidos con que se articulan, lo cual fue expuesto cuando nos referimos a la PERCEOTIBILIDAD del oído ante los SONIDOS del lenguaje.

En la ESTRUCTURA de la SÍLABA podemos encontrar el NÚCLEO o CENTRO y los MÁRGENES:

EL NÚCLEO o CENTRO, en español, siempre es una vocal y predomina en relación a los MÁRGENES; para ser una sílaba, es imprescindible tener el NÚCLEO, aunque falten los MÁRGENES.

El NÚCLEO por ser vocal, es la parte más perceptible de la sílaba.

Los MÁRGENES son la periferia del NÚCLEO y están formados por CONSONANTES; la sílaba puede tener un MARGEN que antecede al núcleo, que constituye la fase inicial de la sílaba y se llama explosivo y un MASRGEN posterior al núcleo, secundario, que se llama implosivo.

Se llama sílaba tónica, a la que en la palabra compuesta por varias sílabas, forma un núcleo con la mayor tensión de los órganos articulatorios, mayor intensidad y sonoridad. Las otras sílabas de esa palabra compuesta por varias de ellas, se llaman ATONAS.

Ejemplos: Pe-lo-ta   gran-de   mú-si-ca

Son TÓNICAS las sílabas: lo, gran, mú.

Cuando la sílaba está formada por un solo fono, que por supuesto es una vocal, se llama sílaba MONO-FONEMÁTICA y cuando está formada por varios fonemas, se llaman POLIFONEMÁTICAS.

En español predominan las POLIFONEMÁTICAS. En el DIPTONGO hay dos vocales articuladas en una misma sílaba. Ejemplos: Eu-ro-pa   Sie-te   Plei-to

En el TRIPTONGO hay tres vocales articuladas en una misma sílaba. Ejemplos: U-ru-guay   Guai-cai-pu-ro

LA PALABRA

Las sílabas, al unirse forman las PALABRAS, mediante las cuales nos comunicamos los humanos; la palabra es una unidad semántica. Estas, al combinarse entre sí forman FRASES Y ORACIONES.

Cada palabra tiene uno o varios sentidos potenciales, pero al formar parte de una frase, solo se actualiza uno de ellos; así pues, la PALABRA existe en la frase y por la frase, teniendo cada palabra, un sentido particular y especial, en cada frase; ejemplos: Jesús es un hombre bueno. El queso está bueno. Hacer ejercicios físicos es bueno para la salud.

LENGUAJE INTERIOR

Es el lenguaje que nos permite "hablar" con nosotros mismos, sin palabras, sin sonidos; aparece a partir de los tres (3) años de edad mental y se desarrolla hasta los seis (6) años de edad mental del niño. No es más que la interiorización del lenguaje hablado.

Al aparecer el lenguaje interior, se une íntimamente al pensamiento y "ya no podemos PENSAR SIN PALABRAS".

En el chico pequeño, hasta los tres (3) años de edad mental, el pensamiento y el lenguaje son distintos, cada uno anda por su lado; el niño de 0 a 9 meses, presenta lo que se llama INTELIGENCIA SENSORIOMOTRIZ, es decir respuestas motrices a determinados estímulos, que obedecen a un pensamiento no verbal; a esta edad aún no hay lenguaje oral. Así pues, el niño presenta reacciones inteligentes desde el nacimiento como respuestas a estímulos interiores o exteriores.

A partir de los 9 meses, comienza a COMPRENDER el lenguaje, y es desde los 12 meses cuando inicia el lenguaje oral; de los 18 a 36 meses el chico aún presenta un pensamiento CONCRETO, piensa con objetos, sin palabras, todavía no ha interiorizado el habla. De los 36 a 72 meses aparece el LENGUAJE INTERIOR, que le permite, a partir de los 72 a 144 meses, la LECTURA.

El hablar solo, en soliloquio, sin la compañía de otro, hecho que se presenta a los 3 años de edad, nos está indicando que ese pequeño interiorizó su lenguaje oral, ya que posee lenguaje interior, que aprendió hablarse a sí mismo. Desde este momento, el PENSAMIENTO y el LENGUAJE INTERIOR se unen y "se confunden el uno con el otro". El niño tiene a partir de este momento, un PENSAMIENTO VERBAL y LENGUAJE INTERIOR o sea que una vez que adquiere cierto nivel en la verbalización comunicativa con los demás, empieza a comunicarse con él mismo e introduce su lenguaje oral.

Consideramos que esta teoría de la formación del lenguaje interior es la correcta, en el sentido de que el lenguaje INTERIOR se forma por la INTERIORIZACIÓN del HABLA, y que por lo tanto, es posterior a la formación del lenguaje oral.

Sin embargo, algunos autores consideran, que el niño tiene LENGUAJE INTERIOR, desde el mismo momento en que es capaz de pensar con símbolos, gestos o palabras, que es una etapa de la evolución de él que se caracteriza por la aparición del simbolismo en el pensamiento, y que por lo tanto, precede a la comprensión (9m) y a la expresión (12m) del lenguaje oral. Esta es la teoría del PENSAMIENTO SIMBÓLICO.

Tal es el caso de Myklebust, quien sostiene que el niño antes de los 9 meses ya tiene LENGUAJE INTERIOR, pues aprende primero el significado de la palabra que la palabra misma y a este significado lo identifica como LENGUAJE INTERIOR precede a la PALABRA, al contrario de lo que la gran mayoría de los autores consideran. Para Myklebust, empieza a COMPRENDER el lenguaje hablado, cuando ya tiene un mínimo de desarrollo del lenguaje interior, es decir, que la comprensión del lenguaje hablado es posterior al desarrollo del lenguaje interior.

De acuerdo a la teoría de la interiorización del habla para llegar a poseer el lenguaje interior, el NIÑO SORDO NO EDUCADO, el que no ha aprendido a hablar, NO tiene lenguaje interior, puesto que SI NO TIENE LENGUA-JE EXTERIOR, no puede interiorizar el habla; el SOR-

DO NO EDUCADO, de acuerdo a esta teoría, tiene pues un PENSAMIENTO CONCRETO, no verbal. En cambio el SORDO que aprendió a hablar, puede interiorizar el habla, llegando al PENSAMIENTO VERBAL, poseyendo LENGUAJE INTERIOR, pudiendo llegar al pensamiento ABSTRACTO y al PENSAMIENTO FORMAL.

El AFASICO, el paciente QUE PIERDE EL LENGUAJE EXTERIOR, por una lesión cerebral, generalmente CONSERVA el lenguaje interior, aunque esté deteriorado; el hecho de conservar el lenguaje interior, permite que los AFASICOS se den cuenta de su estado de salud, que por más que ellos quieran, no pueden comunicarse o se les dificulta grandemente, ni oralmente ni por medio del lenguaje escrito, lo cual los hace tristes, llorosos, irritables.

Para examinar el lenguaje interior, podemos utilizar objetos de uso común, juguetes y observamos si el paciente los utiliza en la forma correcta; por ejemplo, le podemos entregar una muñeca, un tetero y una cama y vemos si él le da el tetero a la muñeca y después la acuesta en la cama. También podemos utilizar un lápiz, un sacapuntas, una hoja de papel y un sobre y vemos si es capaz de sacarle punta al lápiz, escribir o tratar de escribir en la hoja de papel y luego introducirla en el sobre.

Para lograr la interiorización del habla, el lenguaje INTERIOR, el niño necesita del pensamiento EGOCENTRISTA, pues al hablar, EL EGOCENTRISMO del niño va desde os tres (3) años hasta los seis (6) a siete (7) años de edad.

LENGUAJE ESCRITO

La lectura representa la base fundamental del aprendizaje, ya que por medio de ella incorporamos la gran mayoría de los conocimientos. Leer es COMPRENDER, INTERPRETAR lo leído, EXTRAER las ideas principales de un texto, hacerlas como suyas y poder expresarlas con sus propias palabras.

Escribimos con la finalidad de dejar impresas ideas, experiencias personales, conocimientos; al escribir, convertimos el lenguaje oral en formas simbólicas impresas, es decir, el sonido dellenguaje lo llevamos a un signo escrito, una letra, bajo un ordenamiento espacial y una secuencia temporal.

Cuando leemos, identificamos los signos escritos con la finalidad de adquirir los conocimientos impresos; habilidad, cuyo aprendizaje debe iniciarse a los seis (6) años de edad mental, época en la cual el niño ha desarrollado totalmente su lenguaje interior y puede orientarse en tiempo y espacio, condiciones básicas para aprender a leer y escribir correctamente.

La capacidad para leer, es la suma de pequeñas capacidades o aptitudes: para prestar atención al material impreso, identificación de los signos impresos, descomponer el material escrito en unidades aisladas, explorar una línea ordenadamente de un extremo a otro, leer una línea por vez sin pasarnos a la otra, comprender el significado de lo escrito, memorizar lo leído; estas pequeñas capacidades o aptitudes utilizadas en la lectura, se distribuyen por todo el cerebro, por lo cual al lesionarse cualquier zona del mismo, se puede alterar la CAPACIDAD para leer.

CARACTERISTICAS DE LA LECTURA NORMAL
        a.- CORRECCIÓN
        b.- VELOCIDAD
        c.- COMPRENSIÓN

Los factores a considerar en la lectura son la corrección, la velocidad y la comprensión; una lectura es buena, cuando estos factores están bien organizados.

a.- CORRECCIÓN: decimos que una lectura es correcta cuando identificamos exactamente los signos escritos, las letras corresponden a su equivalente sonido del lenguaje oral.

b.- VELOCIDAD: la lectura debe tener un mínimo de rapidez para que pueda existir comprensión de la misma; si es muy lenta, si el niño no puede leer un mínimo de 25 palabras por minuto, se le dificulta comprender, interpretar lo leído. A nivel del 6° grado de la educación básica, el alumno debe leer alrededor de 110 a 120 palabras por minuto, en forma global, correctamente.

c.- COMPRENSIÓN: lo básico al leer, es la comprensión, la interpretación de lo leído. Para que pueda haber comprensión, la lectura debe ser correcta y rápida, respetando los signos de puntuación, porque si es incorrecta y lenta, el joven gasta toda su energía, pierde todo su tiempo en la identificación de los signos impresos, y no puede comprender lo que lee.

CONDICIONES NECESARIAS PARA APRENDER EL LENGUAJE ESCRITO:

Se necesitan varias condiciones para aprender el lenguaje escrito:

1.- Buen desarrollo intelectual
2.- Integridad cerebral
3.- Buen desarrollo del lenguaje oral e interior
4.- Buena integración perceptual visual y auditiva
5.- Normal agudeza auditiva
6.- Normal agudeza visual
7.- Motivación
8.- Condiciones socioeconómicas culturales
9.- Edad

1.- BUEN DESARROLLO INTELECTUAL: a los niños que tienen un mejor rendimiento del mecanismo mental, se les facilita el aprendizaje del lenguaje escrito, especialmente la co0mprensión de la lectura; en cambio, a quienes presentan retardo mental, se les dificulta este aprendizaje; inclusive, quienes tienen un retardo mental profundo, cuyo coeficiente intelectual está por debajo de 40 (entrenables y dependientes), no pueden aprender a leer y escribir.

2.- INTEGRIDAD CEREBRAL: se requiere integridad cerebral para que el niño aprenda el lenguaje escrito; si presenta una lesión cerebral antes de la adquisición del lenguaje escrito, se le dificulta su aprendizaje y si habiéndola adquirido presenta una lesión cerebral, puede perder la habilidad para leer y escribir.

Se llama <u>Alexia</u>, la pérdida de la capacidad para la lectura por una lesión cerebral.

3.- BUEN DESARROLLO DEL LENGUAJE ORAL E INTERIOR: el lenguaje se desarrolla por etapas y si la etapa previa se desarrolla mal, la posterior también se desarrollará mal, por lo tanto si el alumno tiene problemas en el lenguaje oral, también tendrá una lectoescritura con problemas. Si el lenguaje interior no se ha desarrollado bien, y se le trata de enseñar a leer, lo que aprende es un mecanismo de desciframiento condicionado que no le permite comprender lo que lee, y por lo tanto, a este aprendizaje no se le puede llamar lectura.

Así pues, el lenguaje oral representa el punto de apoyo para el aprendizaje del lenguaje escrito, por lo que a los escolares que presentan problemas en su lenguaje exterior, se les debe CORREGIR estos problemas de su habla mediante la terapia del lenguaje. El niño lee y escribe como habla.

4.- BUENA INTEGRACIÓN PERCEPTUAL VISUAL Y AUDITIVA: para aprender el lenguaje escrito, el niño necesita una correcta percepción visual y auditiva.

Se considera una PERCEPCIÓN, a la identificación, la interpretación por el cerebro, de los estímulos provenientes del mundo exterior, estímulos que son conducidos hasta el cerebro por los sentidos.

Se llama VISUALIZACIÓN a la discriminación y la interpretación de los estímulos visuales por el cerebro; la visualización es básica para la lectura.

Se llama AUDIBILIZACIÓN a la discriminación y la interpretación de los estímulos auditivos por el cerebro; la audibilización es fundamental para tomar el dictado.

Si el chico tiene problemas en la integración perceptual visual y/o auditiva, tendrá dificultades para aprender el lenguaje escrito, lo cual se puede evidenciar en la DISLEXIA, la DISFUNCIÓN CEREBRAL MÍNIMA Y EN EL RETARDO MENTAL.

5.- NORMAL AGUDEZA AUDITIVA: para aprender a escribir se requiere oír bien; si el estudiante oye poco, reproduce mal, escribe mal. La hipoacusia ocasiona que se dificulte la escritura, sobre todo al tomar el dictado.

6.- NORMAL AGUDEZA VISUAL: para aprender a lerr y escribir se necesita tener una buena visión; si el niño ve poco, si tiene pérdida parcial de la capacidad para ver, tendrá problemas para el aprendizaje del lenguaje escrito.

7.- MOTIVACIÓN: para poder aprender es necesario tener interés en ello, estar motivado; sin motivación cualquier aprendizaje es deficiente. Si el chico no tiene interés en los estudios, el aprendizaje del lenguaje escrito no es bueno.

La motivación del alumno depende no solamente de él, sino de los padres y maestros; un educador que no trate bien al joven, puede provocar que éste no quiera asistir al colegio, no cumpla con sus tareas escolares.

Los padres también pueden influir negativamente en el interés que puedan tener los alumnos para el estudio, pues si les transmiten que no es necesario estudiar para ganar dinero suficiente, éstos no le dedican el tiempo necesario a los estudios.

8.- CONDICIONES SOCIOECONÓMICAS CULTURALES: las condiciones socioeconómicas y culturales del medio ambiente que rodean al joven influyen en el aprendizaje de éste; si estas son buenas, influyen positivamente, pues crean conciencia de la necesidad del estudio, de aprender una profesión, es un medio más motivador. En cambio, la pobreza de estas condiciones socioeconómicas culturales, generalmente influyen negativamente tanto en el desarrollo del lenguaje oral, como en el desarrollo intelectual y en la motivación del alumno.

9.- EDAD: son condiciones básicas para aprender el lenguaje escrito, haber desarrollado completamente el lenguaje interior y establecido las nociones perceptuales, especialmente las referentes a la orientación en tiempo y espacio, el reconocimiento derecha-izquierda, siendo a los seis (6) años de edad mental, cuando el niño ha desarrollado completamente estas condiciones; por lo tanto, es a esta edad, la mejor para iniciar el aprendizaje del lenguaje escrito, pues como expusimos anteriormente, si la enseñanza de la lectura se inicia antes que el niño adquiera estas condiciones que son indispensables, lo que aprende no es una lectura propiamente dicha, sino un mecanismo de desciframiento condicionado, que no le permite comprender lo que lee.

MÉTODOS PARA LA ENSEÑANZA DE LA LECTURA: existe varios métodos para enseñar a leer, pudiéndose subdividir en tres (3) grandes grupos:
    a.- ANALÍTICO: el global
    b.- SINTÉTICOS: fonemático, literal y el silábico
    c.- MIXTOS: analítico-sintéticos

    a.- ANALITICO O GLOBAL: mediante este método, al niño se le enseña a leer por medio de palabras, frases y oraciones, sin reconocer los elementos más simples que forman las palabras, siendo al final cuando el alumno es capaz de reconocer las letras, las sílabas, que forman las palabras.

El método global se fundamenta en el SINCRETISMO O PERCEPCIÓN SINCRÉTICA O GLOBAL, que es una función psicológica del niño por medio de la cual percibe las cosas en su totalidad sin poder diferenciar las partes constitutivas de ese todo; es decir, el objeto es un todo que no se descompone en partes distintas e individuales; la percepción sincrética desaparece alrededor de los seis (6) años de edad mental para darle paso al análisis- síntesis.

Este método es útil porque es muy motivador pero falla en los casos en que el alumno presenta DISLEXIA, DISFUNCIÓN CEREBRAL MÍNIMA O RETARDO MENTAL.

    b.- MÉTODOS SINTÉTICOS: son los métodos de enseñanza de la lectura donde el estudiante empieza a conocer primero los elementos constitutivos y al final, es cuando aprende a leer las palabras y oraciones; es decir, parten de los sonidos del lenguaje, letras o sílabas para llegar a las palabras, frases y oraciones.

Se dice que son poco motivadores y que exigen mucha

memorización por parte del alumno, por lo que se consideran métodos correctivos que deben utilizarse cuando falla el método global.

Entre estos métodos tenemos el FONEMÁTICO, el LITERAL y el SILÁBICO. El FONEMÁTICO O FONÉTICO, es el método de enseñanza de la lectura donde se enseñan primero los sonidos del lenguaje, después se forman SÍLABAS hasta llevar al estudiante a leer GLOBALMENTE.El método LITERAL consiste en la enseñanza de la lectura por medio de las LETRAS pasando luego por las SÍLABAS hasta leer GLOBALMENTE. El método SILÁBICO consiste en la enseñanza de la lectura por medio de las SÍLABAS para luego leer GLOBALMENTE.

c.- MÉTODOS MIXTOS (ANALÍTICOS-SINTÉTICOS): es la combinación de los métodos ANALÍTICOS y SINTÉTICOS, ya que según algunos autores, la enseñanza de la lectura no debe hacerse únicamente por métodos analíticos ni sintéticos, sino combinando métodos, pues cada alumno tiene sus propias características, sus necesidades particulares, por lo cual es necesario utilizar diferentes procedimientos analíticos y sintéticos para enseñar de acuerdo a las necesidades de ellos. Estas combinaciones de métodos, es lo que utilizamos en nuestra unidad básica San Pio mío, en Maracaibo, Venezuela.

MÉTODO DE ENSEÑANZA DE LA ESCRITURA: la escritura surgió del dibujo y todos los métodos tienden a llegar a ella por medio del dibujo.

Para enseñar a escribir existen varios métodos, los cuales se pueden dividir en dos (2) grupos:

a.- ANALÍTICOS

b.- SINTÉTICOS

a.- ANALÍTICOS: el alumno escribe palabras por imitación, sin que conozca las letras, ya que el reconocimiento de ellas es posterior. Se basa en la búsqueda del sentido del material escrito, que tenga significado para el niño, que lo motive.

b.- SINTÉTICOS: el alumno primero aprende a escribir las letras, luego une consonante y vocales para formar sílabas y después las palabras, frases y oraciones. Se fundamentan en la práctica visual y en la imitación de letras.

PARA LA ENSEÑANZA DE LA ESCRITURA SE PUEDEN UTILIZAR VARIOS TIPOS DE LETRAS: SCRIP, CURSIVA Y LA DE IMPRENTA.

IMPORTANCIA DE LA EDUCACIÓN PREESCOLAR EN EL APRENDIZAJE DE LA LENGUA ESCRITA:

La educación preescolar no sólo favorece la SOCIALIZACIÓN del niño, sino también el aprendizaje de la lengua escrita, mediante el APRESTO, ya que durante esta educación, mediante juegos, es entrenado en una serie de capacidades que son básicas para poder aprender la lengua escrita: atención-concentración, memorización, esquema corporal, nociones perceptuales, especialmente la orientación temporo-espacial, movimientos finos de la mano.

La educación preescolar también favorece el desarrollo del lenguaje oral, aumenta el vocabulario y mejora la organización del habla. El alumno transmite el defecto de su habla al lenguaje escrito; de allí que todo aquel QUE HABLA MAL, generalmente LEE Y ESCRIBE MAL; por lo tanto el educador preescolar debe ayudar a corregir defectos del habla en el jovencito para evitarle problemas futuros en la lecto-escritura. Por eso es necesario que el educador tenga AMPLIOS CONOCIMIENTOS en la PATOLOGÍA del LENGUAJE y su importancia en el niño, lo cual se lograría si se incluye como materia obligada en el pensum de sus estudios universitarios.

También es importante considerar que, como el niño es un ser imitador, puede copiar el modelo del habla que le ofrece su maestra, por lo cual es muy importante que el educador preescolar hable claro, sin defectos, despacio y de frente al joven para que éste tome un modelo de habla correcto

LECTURA DEFICIENTE

La lectura es deficiente cuando está alterado alguno de los factores a considerar en ella:

    a.- INCORRECTA

    b.- LENTA

    c.- POCA O NULA COMPRENSIÓN

    a.- INCORRECCIONES: decimos que una lectura es INCORRECTA, cuando la identificación de las letras no es exacta, observándose la sustitución de una letra por otra, agregado de letras, omisión, inversión o rotación (d x b, p x b, n x u, d x p, el x le, al x la) de letras, o la transformación de palabras enteras.

La INVERSIÓN O ROTACIÓN de letras que PERSISTEN, así como la TRANSFORMACIÓN de palabras, se pueden observar en la DISLEXIA, la DISFUNCIÓN CEREBRAL MÍNIMA y el RETARDO MENTAL; también se puede presentar esta inversión o rotación de letras y la transformación de palabras, cuando el niño es inmaduro para la lectura y al inicio de la enseñanza de la misma, pero estas incorrecciones últimas, desaparecen ESPONTÁNEAMENTE con el TIEMPO, cuando él se hace maduro .

    b.- LENTITUD: cuando el niño no puede leer correctamente, su lectura es lenta, pues pierde su tiempo en la identificación de las letras.

    c.- POCA O NULA COMPRENSIÓN: si la lectura es incorrecta y lenta, no puede haber buena comprensión de la misma, pues el lector gasta toda su energía, utiliza todo el tiempo tratando de identificar los signos impresos.

También es frecuente observar, que a pesar que la lectura es CORRECTA y de BUENA VELOCIDAD, el lector no es capaz de comprender lo que lee.

Cuando un alumno no es capaz de comprender la lectura, se considera que no sabe leer, que es un ANALFABETA funcional, constituyendo esto, la causa principal por la cual un alumno no aprende, tenga bajo rendimiento escolar.

SEGUNDA PARTE:
PATOLOGÍA DEL LENGUAJE

DISLALIAS

Es la omisión, sustitución, transformación o imprecisión de un sonido del lenguaje oral.

Se dice que hay SUSTITUCIÓN cuando se cambia un fono por otro; es decir, cuando en la articulación de un sonido del lenguaje, los órganos articuladores se colocan en la posición tipo-exacta correspondiente a otro; por ejemplo, si se quiere decir "perro" y se dice "pelo", los órganos articulatorios se colocan en la posición de [l] en vez de [r].

SUSTITUCIÓN: pelo x perro [l] x [r].

Se produce la OMISIÓN cuando no se articula el sonido, es decir, los órganos articulatorios no entran en acción cuando se quiere articular el fono; por ejemplo, cuando queriendo decir "burro" se dice "buo". Aquí los órganos articulatorios no entraron en actividad, para articular [r].

OMISIÓN: buo x burro

Hay TRANSFORMACIÓN o ALTERACIÓN, cuando se transforma el sonido del lenguaje. Aquí los órganos articulatorios se pueden colocar en una posición intermedia entre dos fonos: el que se quiere articular y otro; por ejemplo, cuando se quiere decir "casa" y se dice "casa".

TRANSFORMACIÓN: casha x casa

Se dice que hay IMPRECISIÓN, cuando se articula el sonido pero en forma IMPRECISA.

La palabra DISLALIA proviene del griego "dys" que significa "dificultad, trastorno", y de "lalein" que significa "palabra, habla".

CLASIFICACIÓN DE LAS DISLALIAS
Se pueden clasificar en dos grandes grupos:

A.- FUNCIONALES o FISIOLÓGICAS
B.- ORGÁNICAS

A.- FUNCIONALES: son las dislalias del niño pequeño, menor de 5 años, porque no tiene buen desarrollo motor y no domina bien los órganos articulatorios; se deben pues, a inmadurez de estos órganos.

El niño oye lo que hablan quienes lo rodean; imita, pero sus órganos articulatorios no le responden, no le obedecen como quiere y se producen los trastornos en su lenguaje oral, por la inmadurez natural de esos órganos. Estas dislalias van desapareciendo con el tiempo, en la medida que el chico va madurando y que el patrón del lenguaje oído sea correcto, es decir, en la medida en que las personas que lo rodean, utilicen un lenguaje oral correcto, bien articulado. Muchas veces se comete el error, de que las personas que rodean al pequeño, le hablan como habla él, dando un patrón de habla incorrecto, lo cual hace que el niño fije definitivamente esa forma de habla, trastorno que será llevado por el joven durante toda su vida, si no es corregido mediante una adecuada terapia del lenguaje.

Es muy importante pues, que al niño se le ofrezca un normal patrón del habla, tanto en su casa como en la escuela.

DISLALIAS FUNCIONALES: INMADUREZ DE LOS ÓRGANOS ARTICULATORIOS

B.- ORGÁNICAS: por alteraciones congénitas o adquiridas de los órganos articulatorios; se pueden subdividir a su vez en:
1.- PALATINAS
2.- BUCALES
3.- AUDIOGENAS

4.- RETARDO MENTAL

5.- LESIONES NERVIOSAS

6.- AMBIENTALES

1.- PALATINAS: por alteraciones tanto en el PALADAR DURO como en el BLANDO: paladar dividido, paladar ojival, velo del paladar paralítico, velo del paladar corto.

2.- BUCALES: por alteraciones en los órganos articulatorios de la boca. Estas alteraciones pueden darse en los LABIOS como en el caso del labio leporino o el labio paralítico (por accidente); alteraciones en la LENGUA como la macroglosia (lengua muy grande), el frenillo sublingual corto, que impide el libre movimiento de la lengua, o la sección de la lengua por un accidente; alteraciones en los DIENTES como la ausencia de los incisivos, la mal posición dentaria. El prognatismo (mandíbula inferior) también puede ocasionar dislalias.

3.- AUDIOGENAS: la hipoacusia o pérdida parcial de la audición, puede ocasionar dislalias, pues si el niño oye mal, reproduce mal, articula mal.

4.- RETARDO MENTAL: ocasiona retardo general del lenguaje y trastornos en la articulación (dislalias).

5.- LESIONES NERVIOSAS: bien sean periféricas o centrales, que actúan sobre los músculos que intervienen en la articulación del lenguaje: labios, lengua, velo del paladar. Ocasionan dislalias múltiples.

6.- AMBIENTALES: el niño aprende a hablar de acuerdo a como oye, como hablan las personas que forman el medio ambiente que lo rodea. En determinadas regiones de un país, se acostumbra a hablar omitiendo o sustituyendo algún sonido del lenguaje oral; por ejemplo, en la Isla de Margarita, en Venezuela, gran parte de la población sustituye [l] por una [r] y así dice "hijo er diablo" por "hijo del diablo", "er pescado" por "el pescado", etcétera.

Algunos, para denominar las dislalias, utilizan el nombre del sonido en griego; por ejemplo como la [s] se le llama sigma, los defectos de la [s] la llaman sigmatismo; rotacismo las dislalias de [r], lambdacismo para las dislalias de [l].

Nosotros preferimos nombrarlas por el sonido en sí, es decir, si el niño en su lenguaje oral omite la [l], decimos "dislalia de [l], omite [l], o si hay sustitución de [l] x [r], decimos "dislalia de [r], sustituye [l] x [r].

CONSECUENCIAS DE LAS DISLALIAS: las dislalias comprometen la comunicación de la persona, pues alteran la inteligibilidad de su lenguaje oral. Si son múltiples, a la persona se le entiende poco lo que habla. Esto trae como consecuencia, que el dislálico sea objeto de burlas por los demás que están a su alrededor, lo cual provoca en él alteraciones emocionales y de conducta, haciéndose tímido, introvertido, que no quiera hablar para que los demás no se den cuenta que habla mal, irritable e inclusive, puede ocasionar en ellos, un complejo de interioridad, todo lo cual, limita las posibilidades del joven. Además, al niño que habla mal, se le dificulta el aprendizaje del lenguaje escrito, la lecto-escritura, pues, así como habla, lee y escribe.

Todo esto justifica, que al infante dislálico se le corrijan sus defectos articulatorios, lo más rápidamente posible. Los maestros de la escuela, deben estar rápidamente posible. Los maestros de la escuela, deben estar atentos para ayudar a estos jóvenes a corregir su problema articulatorio, orientando a los padres.

CONSECUENCIAS DE LAS DISLALIAS
1.- Alteraciones de la inteligibilidad del habla
2.- Alteraciones emocionales y de conducta
3.-Dificultades en el aprendizaje del lenguaje escrito

DIAGNOSTICOS DE LAS DISLALIAS: en el dislálico es necesario realizar una serie de exámenes, dirigidos no solamente a investigar los defectos articulatorios, sino además, la causa que los originó y si estas dislalias han provocado o no alteraciones emocionales, si han influido en su lecto-escritura. Los exámenes que se recomiendan son los siguientes: una historia clínica, exploración del lenguaje oral, psicológico, neurológico físico, audiológico, O.R.L. y de los órganos articulatorios.

Al realizar el EXAMEN DEL LENGUAJE debemos tomar en cuenta varios aspectos:

1.- Determinar exactamente cuál es el sonido que está malo, lo cual se hace con el examen fonemático; es necesario explicarlo, nombrar el o los defectos articulatorios, como por ejemplo: [r] velar, omisión [s], sustitución de [l] x [r].

2.- Qué pasa, qué sucede en el mecanismo; saber en la Kinestesia del sonido, que está haciendo el niño; ejemplo: si el defecto es en el modo o en el punto de articulación; si hay poca o mucha plosión o defectos en audibilidad (débil).

3.- También debemos observar las circunstancias en que aparece el defecto; si es cuando se emociona, en lenguaje espontáneo o en material repetido. Si hay buena habilidad para discriminar, si el niño puede darse cuenta de la diferencia entre sonido normal y el anormal (se puede usar amplificación del sonido para que pueda oírlo mejor, en la terapia del lenguaje).

En el examen del lenguaje, debe explorarse tanto la articulación en lenguaje espontáneo como repetido.

a.- Articulación en lenguaje espontáneo: por preguntas, gráficos.

b.- Articulación en lenguaje repetido: oraciones, lecturas, repetición de sílabas sin sentido como por ejemplo man, ton, bis, etc. o de palabras.

El estudio PSICOLÓGICO, no solamente nos dará información acerca del nivel de su rendimiento intelectual sino que también nos permitirá conocer su estado emocional, si hay perturbaciones emocionales que bien pudieran estar influidas por las mismas dislalias, porque como expusimos anteriormente, la burla de las demás personas que rodean al dislálico,puede provocarle perturbaciones emocionales que lo conducen a problemas en su conducta, a una adaptación ambiental inadecuada. En el caso que se detecten problemas emocionales y de conducta en el dislálico, el foniatra decidirá si es necesario agregar tratamiento psicológico, a la terapia del lenguaje o simplemente una terapia de apoyo psicológico.

La AUDIOMETRÍA TONAL, puede demostrar pérdida parcial de la audición, una hipoacusia, como causa de las dislalias.

El examen NEUROLÓGICO FISICO, puede detectar fallas en la movilidad y coordinación de los órganos fonoarticulatorios, presencia de temblores, fasciculaciones, asimetría de movimientos, fuerza y tono muscular, como deficiencia en el equilibrio. En suma valora los niveles aferenciales, de integración y eferenciales del proceso.

CORRECCIÓN DE LAS DISLALIAS: el tratamiento de las DISLALIAS debe iniciarse precozmente, lo antes posible, para evitar las consecuencias expuestas anteriormente. Una vez que se ha hecho el diagnóstico, sabemos lo que pasa en la articulación del niño, iniciamos el tratamiento rehabilitatorio del lenguaje, la corrección de las dislalias.

Nosotros sugerimos el siguiente esquema de tratamiento:

1.- Dar IMAGEN ACÚSTICA, es decir, los sonidos que el joven tiene alterados en su articulación, se los enseñamos AUDITIVAMENTE en forma correcta; como por ejemplo, si articula una [r] velar, nosotros la articulamos correctamente, en forma alveolar, para que la identifique auditivamente.

Esto es muy importante, ya que el jovencito se graba en su mente, el fono tal como él lo produce, aunque sea en forma alterada, y así al enseñárselo auditivamente, se le graba en su mente en forma correcta, pudiendo por lo tanto, lograr identificar las diferencias entre uno y otro sonido, siendo así más fácil la corrección de la dislalia. También es importante que el niño haya identificado correctamente los sonidos, porque como está acostumbrado a hablar en esa forma incorrecta, aunque ya pueda articular correctamente, aunque haya corregido las dislalias, en ocasiones hablará con defectos articulatorios, pero al hacerle la observación o en forma espontánea, se dará cuenta del error y podrá hablar normalmente.

2.- Posición CORRECTA del sonido: delante de un espejo, le enseñamos al paciente, la posición correcta del mismo, para que pueda imitarla.

3.- EJERCITACIÓN de los ÓRGANOS ARTICULATO-RIOS MÓVILES: ejercitamos los labios, la lengua y el velo del paladar del joven, para lograr la coordinación suficiente de los movimientos de estos órganos, que permita la correcta articulación del fono que está alterado.

Con la edad, la maleabilidad de estos órganos articulatorios móviles, se va perdiendo, razón por la cual, es más fácil corregir las dislalias en los jóvenes, que en las personas mayores.

4.- Sonido AISLADO, SÍLABAS Y PALABRAS: al dislálico se le debe enseñar primero, el sonido en forma AISLADA; cuando pueda articularlo aisladamente, se le enseña en SÍLABAS y después en PALABRAS.

Cuando se le trata de exigir inicialmente la articulación del sonido en palabras, le es más difícil al joven.

CORRECCIÓN DE LAS DISLALIAS
1.- Imagen acústica
2.- Posición correcta del sonido del lenguaje
3.- Ejercitación de órganos articulatorios móviles
4.- Sonido aislado, sílabas y palabras

Cuando las dislalias son múltiples, varias, se debe empezar la corrección de ellas, por las de más fácil corrección, para que el niño se entusiasme, se motive y continúa con gusto la terapia del lenguaje; las dislalias de más difícil corrección son [r], en mayor grado y en menor grado [s], [k], [g], por lo cual deben ser las últimas en ser corregidas.

Veamos algunos ejercicios para la lengua: para lograr una mayor movilidad de la lengua del paciente, se debe tener el cuidado de que, al realizar cada uno de los ejercicios, en primer lugar, el ejercicio lingual se haga bien, en forma correcta y luego, que se efectúe con mayor rapidez, cada vez más rápida, hasta que la lengua adquiera la suficiente motilidad como para articular correctamente el sonido o los sonidos que tiene alterado el paciente, sobre todo cuando la dislalia es de [r] (ere o erre). Los ejercicio linguales deben hacerlos frente a un espejo, el paciente y el terapista del lenguaje. Entre estos ejercicios linguales, tenemos los siguientes:

1.- Sacar y meter la lengua en la boca

2.- Con la punta de la lengua, tocar las comisuras labiales

3.- Articular la-la-la, sin mover la mandíbula inferior

4.- Articular ele-ele-ele, sin mover la mandíbula inferior

5.- Articular t-t-t, haciéndola interdental

6.- Articular d-d-d, haciéndola interdental

7.- Articular td-td-td, en forma interdental

8.- Articular eletede-eletede-eletede, [ltd - ltd]

9.- Con la punta de la lengua, tocar la parre externa del labio superior y el interior.

10.- Con la punta de la lengua, tocar la parte anterior y posterior de los incisivos superiores; este ejercicio le produce gran movilidad a la punta de la lengua y debe realizarse especialmente, en las dislalias de [r], [l].

11.- Cuando la dislalia que queremos corregir es [r] o [r], podemos exigirle al paciente que imite el sonido del teléfono: ring, ring, ring, rrring.

12.- En este último caso, cuando la dislalia es [r] le exigimos al paciente que vibre la punta de la lengua, que articule el sonido [r].

Estos dos últimos ejercicios, el No. 11 y el 12, solamente deben hacerse, después que se han realizado los ejercicios linguales anteriores, cuando la lengua ya ha adquirido suficiente motilidad, nunca de entrada, inicialmente, porque el paciente no los va a poder hacer y puede frustrarse, sentirse derrotado, o con la idea que no podrá lograr corregir su defecto articulatorio.

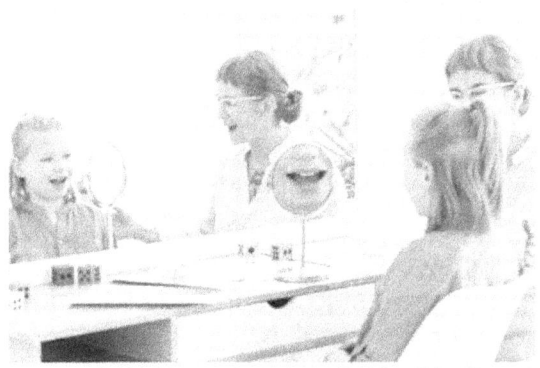

Terapista del lenguaje y paciente frente a un espejo. El paciente observa cómo se realizan los ejercicios de los órganos articulatorios móviles y cuál es la posición tipo de los fonos del lenguaje.

¿Por qué estar frente al espejo? Para que el paciente observe la posición tipo del sonido y cómo hace el ejercicio.

Ejercicios para los labios: algunos sonidos, como [p], [b], [m], [f], se articulan con los labios, por lo cual si alguno de ellos está alterado, se debe realizar ejercicios de estos para que tengan mayor motilidad y pueda el paciente, articular correctamente el sonido; entre estos ejercicios labiales tenemos:

1.- Besar varias veces

2.- Pronunciar "iu", varias veces, estirando al máximo los labios al pronunciar "i" y abocinándolos en la "u". En la "i", deben descubrirse los dientes.

3.- Pronunciar "ao" varias veces: ao, ao, ao, ao.

4.- Proyectar los labios hacia adelante y luego movilizarlos juntos hacia los labios.

DISARTRÍAS

Definición: es un defecto en la articulación del lenguaje oral, causado por patología del sistema nervioso central.

Características: al igual que las dislalias, el defecto en la pronunciación se caracteriza por omisión, sustitución, transformación o imprecisión de un sonido del lenguaje oral.

Un ejemplo de disartrías lo podemos apreciar en el afásico, es decir, en la persona que habiendo adquirido lenguaje oral, presenta una lesión cerebral, pierde la capacidad de hablar y pronunciar defectuosamente.

Diferencias principales entre dislalias y disartrías:

1.- Las dislalias son procesos francamente superables, en cambio, las disartrías no lo son: la terapia del lenguaje logra desaparecer las dislalias, las elimina, permitiendo la pronunciación correcta del fono. En cambio, las disartrías no se logran eliminar sino que se compensan, pues toda lesión del sistema nervioso central es irreversible, las neuronas no tienen capacidad para reproducirse.

En las disartrías, el efecto articulatorio no desaparece, se compensa, por lo que la pronunciación del sonido no es totalmente correcta. Las disartrías no son totalmente superables, pero sí se pueden mejorar enormemente.

2.- En las dislalias el movimiento básico voluntario puede ser realizado, en cambio, en las disartrías no: el dislálico puede realizar voluntariamente el movimiento básico que le permite la articulación correcta. En cambio, el disártrico no lo puede realizar. Ejemplo de estos movimientos, es la elevación de la punta de la lengua para lograr la pronunciación de un sonido alveolar.

3.- En las disartrías el defecto articulatorio es constante, en cambio, en las dislalias no: el disártrico nunca pronunciará correctamente el trastorno articulatorio que presenta, porque es un defecto constante. En cambio, el dislálico, en algunas ocasiones puede pronunciar correctamente el sonido defectuoso y en otras no, es decir, el defecto articulatorio puede presentarse en determinadas asociaciones fonemáticas y en otras no. Un niño dislálico puede pronunciar correctamente la [r] por ejemplo, en algunas palabras y en otras no.

Así pues, el disártrico nunca pronunciará correctamente el defecto articulatorio que presenta, en cambio, el dislálico si puede hacerlo la mayoría de las veces sin embargo, la mejoría en las disartrías siempre es apreciable, lo cual hace el habla más inteligible.

Diagnóstico: al igual que en las dislalias, al disártrico es necesario hacerle una historia clínica, exámenes del lenguaje, psicológico, neurológico y audiológico.

Terapia del lenguaje en las disartrías: podemos organizar un programa de tratamiento igual al realizado en las dislalias:

1.- Imagen acústica
2.- Posición correcta del sonido defectuoso
3.- Ejercitación de órganos articulatorios móviles
4.- Sonido aislado, sílabas, palabras

LA TARTAMUDEZ

Es la alteración del ritmo de la palabra hablada; este cuadro clínico recibe también otros nombres como DISFEMIA, ESPASMOFEMIA, DISRITMIA DE LA PALABRA.

El término DISFEMIA, se origina de la palabra griega dys que significa "difícil" y de pheemi que significa "hablar" o sea que DISFEMIA significa "HABLAR CON DIFICULTAD". Algunos autores, entre ellos PERELLO, de España, llama DISFEMIA a la enfermedad en general y TARTAMUDEZ el hablar con repeticiones, bloqueos o paros. Los movimientos asociados que se observan en la mayoría de los pacientes con la enfermedad, han sido llamados BALBISMO por PICHON y BOREL.

Por lo tanto, según algunos autores, incluyendo a Perelló y a Pichón y Borel, la TARTAMUDEZ o sea el hablar con repeticiones y bloqueos, más el BALBISMO, es decir, los movimientos asociados que se observan en la mayoría de estos enfermos y la LOGOFOBIA constituyen la enfermedad DISFEMIA.

Nosotros preferimos continuar llamando a la ENFERMEDAD en general, TARTAMUDEZ.

La TARTAMUDEZ, aparece cuando el PENSAMIENTO es elaborado en LENGUAJE, existiendo pues, una desorganización entre éste y aquél.

La persona tartamuda trata de expresar una palabra pero no lo logra, transcurre mucho tiempo entre lo que quiere decir y la posibilidad de hacerlo. Como sostiene PIERRE MARIE, el tartamudo no puede expulsar la palabra que quiere expresar y que está en su pensamiento.

Generalmente, el paciente tartamudea con el sonido inicial de la palabra, y no tartamudea cuando está solo ni cuando canta, sino cuando habla en presencia de otras personas.

SINTIMAS DE LA TARTAMUDEZ: la tartamudez se caracteriza por presentar los siguientes síntomas:

1.- REPETICIONES: de una o varias SÍLABAS de la palabra hablada, como por ejemplo, si el tartamudo quiere decir "la paloma", dirá "la pa-pa-paloma" o si quiere decir "la pelota", dirá "la pe-pelota".

Como se puede ver, <u>el tartamudo repite una o varias veces la sílaba inicial de la palabra o un grupo de sílabas</u>, y luego articula toda la palabra que quiere decir.

2.- BLOQUEOS: el tartamudo al tratar de articular la palabra que quiere expresar, contrae en forma intensa, exagerada, los músculos articulatorios móviles que intervienen en la producción del primer sonido que forma la palabra; por un momento no puede soltar la palabra y luego lo hace en forma explosiva; como por ejemplo, si quiere pronunciar la palabra "pelota", a pesar que la tiene en su pensamiento, <u>por la contractura exagerada de los órganos articulatorios móviles que intervienen en la producción del sonido inicial de ella</u>, no la puede soltar, no la puede articular, pasando mucho tiempo para hacerlo y después es cuando la suelta en forma explosiva: "pelota".

Aquí no hay REPETICIONES de sílabas, sino de PAROS al hablar, ESPASMOS de la palabra, bien sea al inicio o en medio de las frases.

3.- ALARGAMIENTOS: del tiempo de articulación de los sonidos que inician la palabra que el tartamudo quiere pronunciar; esto se observa cuando la palabra empieza por un fono FRICATIVO O NASAL, los cuales se prestan para que se pueda alargar el tiempo de la pronunciación. Así, por ejemplo, si se quiere pronunciar la palabra "mamá", el tartamudo alarga la m_ y dirá "m_mamá" o si quiere articular la palabra "zapato" alarga s_ y articulará "s_sapato".

4.- TAQUILALIA, o hablar rápido. Generalmente los tartamudos hablan muy rápido, lo cual ocasiona que se enreden al hablar y que la inteligibilidad de su lenguaje oral se altere más.

5.- ALTERACIONES RESPIRATORIAS: es frecuente observar que el tartamudo TOMA AIRE POR LA BOCA EN EL MOMENTO DE HABLAR; se acostumbra a respirar por la boca, a inspirar por la boca en el mismo momento en que habla, y esto lo hace tartamudear; a veces constituye el principal problema del tartamudo, que al corregirlo, se soluciona casi todo el problema. Otras veces, la persona suspende la respiración en el momento de hablar y bloquea.

6.- SECUNDARISMOS: el tartamudo al darse cuenta de su problema, al tomar conciencia de su enfermedad, trata espontáneamente de vencerla, eliminarla, pero sin saber cómo hacerlo y para ello, realiza una serie de movimientos asociados, y contracturas musculares, que AGRAVAN más su problema. Así vemos como al hablar puede presentar pestañeo, tensión de todo su cuerpo, separa las alas de la nariz, temblor de los labios, tensión de un miembro superior o inferior, movimientos de las manos, los pies, con las cejas, etcétera.

A este conjunto de movimientos asociados y contracturas musculares del cuerpo que realiza el tartamudo, es a lo que se llama SECUNDARISMOS y que cambian en los diferentes pacientes.

7.- PROBLEMAS PSICOLÓGICOS: la tartamudez le ocasiona problemas psicológicos al niño; por la influencia de las personas que están en contacto o que conviven con él, el tartamudo prontamente se da cuenta de su tartamudeo, toma conciencia de su enfermedad, empezando por sus mismos familiares, padres, hermanos, tíos, que insistentemente le señalan sus defectos al hablar: ¿Por qué hablas así? "Tú si hablas feo".

Al iniciar el chico su escolaridad, es objeto de burlas por los demás compañeritos de clases; toda esta influencia negativa de las personas que están en contacto con él, ocasiona que se perturbe emocionalmente, haciéndose retraído, ansioso, inseguro, tímido, no le gusta hablar para que los demás no se den cuenta de su tartamudez y no lo burlen, encerrándose en sí mismo, se le desarrollo un "MIEDO A HABLAR"; muchas veces se aíslan, evitando la relación con otros niños, los juegos, las fiestas infantiles. Frecuentemente al tartamudo se le desarrolla un complejo de inferioridad, lo cual indudablemente, le resta oportunidades en la vida. A veces, no interviene en clases, aunque esté bien preparado, para que no lo burlen; inclusive, a veces es tal el sufrimiento que le ocasiona las burlas de los demás compañeros de clases, que se retira del colegio, abandona sus estudios. Otros se hacen impulsivos, agresivos y se le desarrollan otros conflictos como enuresis nocturna, pesadillas, etcétera.

Con la edad, los problemas emocionales del tartamudo se van intensificando, puesto que su dificultad de comunicación con los demás, las burlas, lo van llevando a la frustración, la impotencia, y así vemos como en el HOMBRE ADULTO tartamudo, su problema adquiere tal importancia en toda su actuación, que lo torna un ser completamente aislado, que rechaza las actividades sociales, ansioso, frustrado, impotente, acomplejado, que se cree diferente a las demás personas.

Sin embargo, no todos los tartamudos le dan importancia a su tartamudez y a algunos, no se le altera su personalidad, ya que aceptan su trastorno del lenguaje sin causarle problemas psicológicos, hablan sin importarles su tartamudeo, y a pesar que están conscientes de su enfermedad, no se les desarrolla "el miedo a hablar".

Usualmente ocurre que, cuando el tartamudo se da cuenta de su problema, concientiza la gravedad de su trastorno, trata de vencer la enfermedad, pero como no sabe hacerlo, realiza contracturas musculares, que agravan más su patología, pues con esto realiza más bloqueos y secundarismos, o sea que se instala un CÍRCULO VICIOSO; a mayor PROBLEMA PSICOLÓGICO, mayor TARTAMUDEZ Y VICEVERSA.

Muchos tartamudos, cuando se les dificulta pronunciar una palabra, la cambian por otra, que signifique lo mismo, como por ejemplo, si les cuesta articular la palabra "carro", la cambian por "automóvil"; otras veces, sobre todo cuando no les sale rápidamente la palabra que quieren pronunciar, utilizan frecuentemente palabras sin sentido, como por ejemplo, este… este… este o bueno… bueno… constituyendo lo que se llama MULETILLAS.

CLASIFICACIÓN DE LA TARTAMUDEZ: con cierta frecuencia, podemos ver como algunos niños a la edad de 2-3-4 años, empiezan a tartamudear, a presentar repeticiones, bloqueos en su lenguaje oral, causados por la inmadurez de los órganos articulatorios del lenguaje. Esto se debe a que estas estructuras del lenguaje oral no están suficientemente entrenadas, no sabe utilizarlas, realizando repeticiones y bloqueos. A esta sintomatología, que no es una verdadera tartamudez, la han llamado tartamudez FISIOLÓGICA (Weiss), PRIMARIA o de DESARROLLO (Metreaux) Y DISFLUENCIA (Johnson), la cual generalmente desaparece espontáneamente con el tiempo o también puede fijarse en el pequeño, acostumbrándose a hablar en esa forma, convirtiéndose en una VERDADERA tartamudez. El que ésta tartamudez FISIOLÓGICA desaparezca o se fije en su lenguaje oral convirtiéndose en una verdadera tartamudez, depende de la actitud del medio ambiente que lo rodea, como veremos más adelante al referirnos al tratamiento de la tartamudez.

1.- TARTAMUDEZ FISIOLÓGICA O PRIMARIA
2.- TARTAMUDEZ PATOLÓGICA O SECUNDARIA

Se han dado otras clasificaciones de la enfermedad, sin embargo, la más conocida es la que clasifica la tartamudez en:
a.- CLÓNICA: que se caracteriza por la REPETICIÓN de una o varias sílabas de la palabras hablada, generalmente, la primera.
b.- TÓNICA: el tartamudo presenta BLOQUEOS al

inicio o en medio de la frase, o sea PAROS al hablar, ESPASMOS de la palabra; aquí no hay repeticiones de sílabas. Este tipo de tartamudez, es la que más perturba al tartamudo, que más lo altera emocionalmente, dependiendo claro está, de cómo lo tome la persona, de la importancia que le dé a su enfermedad. Aquí es donde se ven los SECUNDARISMOS más acentuados, las contracturas musculares del cuerpo más intensas.

c.- MIXTA: combinación de la TÓNICA con la CLÓNICA, es decir, la persona presenta REPETICIONES Y BLOQUEOS. Es la que con mayor frecuencia hemos observado.

CLASIFICACIÓN DE LA TTM
CLÓNICA
TÓNICA
MIXTA

INCIDENCIA DE LA TARTAMUDEZ: de acuerdo con la mayoría de los autores, ocho (8) de cada mil (1.000) personas, presentan tartamudez; este dato es importante informarlo al tartamudo cuando inicia su tratamiento, pues generalmente, ellos consideran que son una de las pocas personas que presentan la enfermedad. Este criterio errado de la mayoría de los tartamudos, se debe a que como a ellos no les gusta hablar para que los demás no se den cuenta de su problema se encierran en sí mismos para no "informarle" a las otras personas, que son tartamudos; pareciera que hay pocos tartamudos, pero no es así, porque la incidencia de la tartamudez es apreciable.

APARICIÓN DE LA TARTAMUDEZ; generalmente, aparece en el niño y el adolescente hasta los catorce (14) años de edad, época de maduración del sistema nervioso central; sin embargo, tanto la sintomatología como la edad en que aparece la tartamudez, es variable de una persona a otra.

Es frecuente observar en el chico pequeño, que tiene alrededor de 3 años de edad, la TARTAMUDEZ FISIOLÓGICA O DISFLUENCIA DE JOHNSON, la cual puede desaparecer espontáneamente o fijarse para convertirse en una tartamudez PATOLÓGICA, de acuerdo a la forma de actuar del medio ambiente que lo rodea; esta tartamudez FISIOLÓGICA suele aparecer cuando el infante empieza a organizar su lenguaje, comienza a formar frases, época que inicia el contacto con los demás niños, especialmente en la ESCUELA maternal o preescolar.

Otras veces, la tartamudez aparece en el niño de mayor edad, alrededor de los 6 años, cuando INICIA SU ESCOLARIDAD BÁSICA, lo cual puede explicarse, porque hay una mayor exigencia en cuanto a su lenguaje.

Otra edad en la cual con frecuencia se observa la tartamudez, es entre los ocho (8) y diez (10) años; según la mayoría de las estadísticas, el 85% de los casos, empiezan a ser tartamudos antes de los ocho (8) años de edad.

EVOLUCIÓN DE LA TARTAMUDEZ: lo más frecuente de observar es, que evoluciones en forma PERMANENTE, CONTINUA, es decir, que el tartamudo , tartamudee siempre, en todas las circunstancias; sin embargo, también se puede apreciar que la enfermedad evolucione en forma INTERMITENTE, que el enfermo presente períodos de CRISIS, donde tartamudea y de ACALMIAS, donde no tartamudea.

ETIOLOGÍA DE LA TARTAMUDEZ: al día de hoy, se desconoce exactamente la causa, el origen de la tartamudez; se han expuesto un sin número de teorías para explicarla, afirmando la mayoría de ellas, que se debe a causas ORGÁNICAS O PSICOGÉNICAS, pero ninguna teoría por sí misma, ha sido capaz de explicar el fundamento mismo de esta patología del lenguaje oral. La mayoría de los autores acepta el principio de la POLICAUSALIDAD, es decir, que para ORIGINAR la tartamudez se requiere el concurso de MÚLTIPLES FACTORES asociados de diferentes maneras y entre los cuales encontramos factores PREDISPONENTES, ESTRUCTURALES, DESENCADENANTES y de FIJACIÓN PERMANENCIA.

A.- FACTORES PREDISPONENTES: son los que provocan el terreno susceptible, el terreno "abonado" donde se puede instalar la tartamudez; entre ellos tenemos:

1.- Una PREDISPOSICIÓN CONSTITUCIONAL debido a factores genéticos, congénitos y/o adquiridos.

FACTORES GENÉTICOS: muchos autores consideran que la HERENCIA juega un papel importante en la tartamudez, que existe una PREDISPOSICIÓN HEREDITARIA, un terreno constitucional que predispone a la enfermedad, sobre el cual actuarían otros factores para desencadenarla. A pesar que no es fácil la obtención de datos sobre los antecedentes familiares del paciente tartamudo, por el desconocimiento que al respecto tiene el enfermo y sus familiares, la mayoría de las estadísticas publicadas refieren un alto porcentaje de familiares tartamudos del paciente en estudio. Así vemos, como la mayoría de esas estadísticas colocan alrededor del 40% el número de estos enfermos que proceden de familias de tartamudos. Otras estadísticas, como la publicada por el equipo diagnóstico del Hospital Escuela San Martín de Buenos Aires, en 1975, refirió un 50% de antecedentes familiares de tartamudez, en su mayoría del mismo sexo que el paciente en estudio.

También es importante destacar, que cuando la tartamudez se presenta en gemelos univitelinos, ambos tartamudean, lo cual no ocurre cuando no son univitelinos, pues en este caso, solo uno tartamudea. Otro factor que apoya el papel de la herencia en la aparición de la tartamudez, es el hecho que todas las estadísticas publicadas, señalan que más del 75% de los tartamudos estudiados, pertenecen al sexo MASCULINO, o sea, que existe una altísima incidencia en la población masculina, lo cual no ha podido ser explicado satisfactoriamente, aunque algunos suponen que existe una labilidad constitucional que se transmitida genéticamente y está ligada al sexo.

Es bien sabido que el niño es un ser imitativo por excelencia y que muchas veces, cuando ve a otro que tartamudeo, lo imita y empieza a tartamudear; algunos consideran que éste chico que empezó a tartamudear por imitar a otro; continuará tartamudeando, si en él existe predisposición para la tartamudez, en cambio, le desaparecerá ésta, si no está predispuesto a tartamudear, si en él no existe un terreno "abonado" para que se pueda instalar la enfermedad.

FACTORES CONGÉNITOS: algunos trastornos de tipo metabólico, tóxico, madurativo, etcétera, actuarían sobre el sistema nervioso central del feto, durante el embarazo de la madre, y lo PREDISPODRÍAN a la tartamudez.

FACTORES ADQUIRIDOS: pudiera ser que durante o después del nacimiento del niño, algún trastorno actúe sobre su SNC y lo PREDISPONGA a tartamudear.

B.- FACTORES ESTRUCTURALES: en el tartamudo está alterada la estructura relacional que lo vincula con el medio ambiente que lo rodea; el tartamudo, emocionalmente demuestra escasa capacidad de asimilación y adaptación a los cambios del medio ambiente. Por esto, es que algunos consideran que es sobre esta estructura relacional perturbada donde se instala el núcleo patogénico, causal de la tartamudez, pues el sujeto, al tratar de controlar su desastre interior, o emocional, reacciona como puede, con su tartamudez.

El hecho que el tartamudo solo tartamudea cuando habla en presencia de una o varias personas y nunca o casi nunca lo hace cuando está solo, pareciera que reforzara este principio, que le da la razón a los que creen es sobre ésta estructura relacional perturbada del tartamudo, que se instala el núcleo patogénico, origen de la tartamudez.

C.- FACTORES DESENCADENANTES: muchos de los autores consideran que quien está predispuesto a la tartamudez, empieza a hacerlo cuando por cualquier causa, le sobrevive un DESEQUILIBRIO EMOCIONAL, o sea, que al jovencito predispuesto a la enfermedad, lo que le desencadena la sintomatología característica de la misma, es un PROBLEMA EMOCIONAL, bien sea consecutivo a una situación de stress, brusca, donde la enfermedad aparece bruscamente o consecutivo a situaciones de pena prolongada, donde ella se va instalando poco a poco, como por ejemplo, el divorcio, enfermedades de larga evolución, un medio ambiente poco comprensivo, demasiado exigente o rechazante, etcétera.

Para los que creen en este principio, o sea que la tartamudez es desencadenada por la aparición de un DES-EQUILIBRIO EMOCIONAL en el niño PREDISPUESTO a tartamudear, en aquellos pacientes que tienen importantes antecedentes constitucionales y estructurales, basta una mínima alteración de la esfera emocional para que desencadene la tartamudez en forma crónica; en cambio, en aquellos pacientes cuyos antecedentes constitucionales y estructurales son menos importantes, se requiere una fuerte alteración de la esfera emocional, para desencadenar la enfermedad, en cuyo caso, la mayoría de las veces esta no es grave, es más bien leve, a veces esporádica y generalmente de fácil remisión.

PREDISPOSICIÓN + DESEQUILIBRIO EMOCIONAL
= TARTAMUDEZ

D.- FACTORES DE FIJACIÓN O DE PERMANENCIA: la presión psicológica que ejerce el medio ambiente sobre el tartamudo, ocasiona que éste tartamudee más, fije más su enfermedad, pues para evitar las burlas de los demás, trata de eliminar el mismo su tartamudez, pero como no sabe hacerlo, realiza una serie de contracciones en los músculos de los órganos articulatorios móviles, de la cara y del cuerpo, que le origina más bloqueos, más paros al hablar, más secundarismos, lo cual agrava su esfera emocional, instalándose un círculo vicioso: a mayor perturbación psicológica, mayor tartamudez y viceversa.

Así pues, la PRESIÓN PSICOLÓGICA del medio ambiente que rodea al tartamudo, además de perturbar su esfera emocional, constituye la beses para que la enfermedad se le fije más.

Es bien conocido que el tartamudo, no tartamudea en todas las circunstancias, en todos los momentos, que cuando no le preocupa hablar con su tartamudez, no tartamudea o la minimiza. En cambio en circunstancias en que le da miedo hablar, que le preocupa hablar por su trastorno, tartamudea más, se agrava su problema. Así vemos como generalmente no lo hace cuando habla solo, en cambio tartamudea más cuando habla por teléfono, cuando tiene que intervenir en el salón de clases, al hablar con personas del sexo opuesto etcétera, situaciones éstas que le son difíciles y de las cuales quiere salir mejor, pero que al contrario, le originan más bloqueos.

Algunas de las teorías más importantes que han sido expuestas para tratar de explicar el origen de la tartamudez, son: PICHON considera que es un TRASTORNO DEL LENGUAJE INTERIOR, pues en el tartamudo existe dificultad para formular y evocar formas abstractas del pensamiento. La tartamudez para él, es una dificultad LINGUOESPECULATIVA, que tiene un componente AFSICO. Contrariamente, PIERRE MARIE considera, que en la tartamudez existe un componente DISPRAXICO, pues el tartamudo, a pesar que tiene en su pensamiento la palabra que quiere decir, no la puede expulsar en el momento de hablar; para Pierre Marie no hay un componente afásico sino dispráxico

Para LURIA, existe una mala relación entre los hemisferios cerebrales y debe existir, aunque no sea demostrada por los medios diagnósticos neurológicos disponibles, una patología neurológica, pues si la tartamudez generalmente solo aparece hasta los catorce (14) años de edad del niño, época durante la cual se realiza la maduración del sistema nervioso central, es porque la tartamudez DEPENDE DE LA MADURACIÓN DEL S.N.C.

WEIS considera que en la tartamudez hay un problema funcional secundario causado por trastornos neuro-vegetativos.

BOREL MAISONNY cree que lo que produce esta enfermedad es la falta de madurez lingüística.

Johnson y Van Ripper, creen en la teoría psicológica, en la teoría de la "noción de sí mismo", no creen en la neurológica; al presentar al niño síntomas de tartamudez, la madre se hace intolerable y agresiva, que lo agrede y le fija la enfermedad.

Algunos como ESPIR Y ROSE, afirman que es difícil saber si la tartamudez es consecutiva a la neurosis o si tiene base orgánica o si se combinan los dos factores.

D'Quiroz, no cree en una única, sino que defiende la

POLICAUSALIDAD, o sea, que para originar la tartamudez, se requiere el concurso de MÚLTIPLES FACTORES asociados de diferentes maneras.

Nosotros en cambio, consideramos que en la tartamudez hay mucho de hábito, que cuando aparece la enfermedad, por cualquier origen, el tartamudo SE ACOSTUMBRA a hablar tartamudeando, realizando contracturas musculares con los órganos articulatorios móviles que le producen más paros al hablar, y repeticiones, que se acostumbra a inspirar por la boca y no por la nariz, mientras trata de hablar, lo cual le origina bloqueos y repeticiones y que se acostumbra a hablar con movimientos asociados, producto de las contracturas musculares que realiza en los músculos de la cara y el cuerpo, al tratar de vencer su tartamudez, sin lograrlo. El éxito del tratamiento rehabilitatorio del lenguaje que realizamos al tartamudo, dirigido a la eliminación de la tartamudez, basado en este principio, que el tartamudo se acostumbra a realizar contracciones musculares con sus órganos articulatorios móviles que le ocasionan bloqueos, paros al hablar, repeticiones y que muchas veces se acostumbra a inspirar por la boca al momento de hablar lo que también origina repeticiones y bloqueos, al ELIMINAR la tartamudez, PARECIERA APOYAR NUESTRO CRITERIO. Lo que no sabemos es el origen mismo, porque en unos niños se presenta la tartamudez, y en otros no, pero si sabemos que al presentarse la enfermedad, el joven se acostumbra a hablar realizando contracturas musculares, repeticiones y alteraciones respiratorias, que al eliminarlas con la terapia, corrige la tartamudez, la elimina.

DIAGNÓSTICO DE LA TARTAMUDEZ: es costumbre en nuestro centro, que el paciente al llegar por primera vez, sea examinado inicialmente por el foniatra; para ello, lo invitamos a que hable en forma espontánea, sobre algún tema que conozca: una película que haya visto en la TV, un paseo que hizo, etcétera. Mientras está hablando, nosotros observamos y anotamos la sintomatología que padece: si presenta bloqueos y con qué sonidos; si tiene repeticiones y alargamientos y con qué fonos; si presenta taquilalia, secundarismos y cuáles son los movimientos asociados que realiza, si inspira por la boca en el momento de hablar y tartamudea, si presenta muletillas.

También le preguntamos, si le preocupa su tartamudez y en qué grado, cuándo empezó su problemática, si en la familia hay tartamudos, si en su medio ambiente había tartamudos cuando inició su trastorno. Una vez que conocemos el caso, le damos una información general, tanto al paciente como a su representante, acerca de nuestra opinión sobre su enfermedad, de lo que NOSOTROS CREEMOS que es, de los exámenes complementarios que necesita y que serán realizados por nuestro equipo diagnóstico, y de cómo será el tratamiento y el pronóstico del mismo.

Consideramos MUY IMPORTANTE, que ya desde ésta primera consulta, el paciente conozca que se ha acostumbrado a hablar tartamudeando, a realizar contracciones musculares con sus órganos articulatorios móviles del lenguaje que le ocasionan bloqueos y repeticiones, que lo hace en forma inconsciente, sin darse cuenta, y que el tratamiento LE CORREGIRÁ su tartamudez, pero, que debe colaborar al máximo para lograr la corrección de su enfermedad, la eliminación.

Anotación que hacemos en la primera consulta que le realizamos al paciente:

1.- BLOQUEOS: palabras que empiezan con [p.t.k.g.], por ejemplo.

2.- REPETICIONES: pa-pa-pa, ma-ma-ma, por ejemplo.

3.- ALARGAMIENTOS: m__s__f__ , por ejemplo

4.- TAQUILALIA

5.- SECUNDARISMOS: levanta las alas de la nariz o pestañea al hablar, contrae miembros superiores o inferiores, etcétera.

6.- INSPIRA POR LA BOCA AL HABLAR Y BLOQUEA

7.- SI LA TARTAMUDEZ LE HA OCASIONADO O NO, PROBLEMAS EMOCIONALES Y DE QUE TIPO

8.- SI PRESENTA MULETILLAS Y DE QUÉ TIPO: este, este. O sea, o sea, por ejemplo.

B.- EXÁMENES REALIZADOS POR NUESTRO EQUIPO DIAGNÓSTICO: historia clínica foniátrica, neurológico físico, psicológico, lenguaje oral, audiológico.

HISTORIA CLÍNICA: debe recoger el motivo de la consulta, embarazo y parto de madre, escolaridad, antecedentes personales y familiares, etapas madurativas del joven.

Si hubo problemas en el embarazo de la madre o durante el parto, es muy probable que esto haya afectado el cerebro del paciente, lo cual es importante conocer, sobre todo porque algunos investigadores, consideran que en la tartamudez, DEBE EXISTIR UNA PATOLOGÍA NEUROLÓGICA.

Si el ingreso a la escuela ha influido o no en la tartamudez del enfermo, pues es bien sabido que muchas veces la escuela ejerce una presión psicológica que influye negativamente en la tartamudez, agravándola: el miedo a intervenir en clases, la burla de los compañeros de aula, etcétera.

Si el joven ha tenido enfermedades que pudieran haber afectado su S.N.C. especialmente el cerebro.

En cuanto a los antecedentes familiares, es importante conocer si algunos de sus antepasados sufrieron la enfermedad, por aquello que, algunos consideran que la HERENCIA juega un papel importante en esta patología.

En cuanto al sexo del paciente, la mayoría de las estadísticas refieren alrededor de un 80% de varones con respecto a las hembras, dato que coincide con nuestra apreciación.

Si las etapas madurativas las cumplió normalmente o si estuvieron alteradas, pues si ocurrió esto último, hace suponer que éste paciente probablemente presenta un problema neurológico.

Examen Neurológico Físico: pues algunos investigadores han referido manifestaciones ligadas al funcionamiento del sistema nervioso central, periférico y vegetativo del tartamudo, inclusive, investigadores como Fritzell, Petersen y Sellden han manifestado que un alto porcentaje de electroencefalogramas son patológicos en los tartamudos.

Examen psicológico: interesa conocer no solamente el aspecto intelectual del paciente, el rendimiento de su mecanismos mental, sino que es muy importante saber su estado emocional, si la tartamudez ha perturbado su personalidad, si se encuentra bloqueado emocionalmente o si al paciente no le importa su enfermedad, si su vida afectiva y social la lleva sin problemas. Esto es importante anotar para cuando se realice el tratamiento.

Muchas veces, durante el tiempo en que realizamos el examen del lenguaje oral, no nos damos cuenta de toda la sintomatología que presenta, pero al iniciar su tratamiento, en la medida que el paciente continúa hablando, le vamos detectando todos sus síntomas.

Resumen del examen del lenguaje de un paciente tartamudo:

1.- BLOQUEOS: de palabras que empieza con [p.t.k.g.], por ejemplo.

2.- REPETICIONES: ta-ta-ta, ma-ma-ma, por ejemplo.

3.- ALARGAMIENTOS: no hay, o puede haberlos

4.- TAQUILALIA: habla muy rápidamente

5.- SECUNDARISMOS: no hay, o puede existir.

6.- SÍNTOMAS RESPIRATORIOS: no hay, o puede haberlos.

7.- PROBLEMAS PSICOLÓGICOS: el paciente refiere que se siente mal, no le gusta hablar para que no lo burlen, se cree menos que los demás, acomplejado.

8.- MULETILLAS: utiliza la palabra "este, este" antes de hablar; "o sea, o sea", etcétera.

Examen Audiológico: al paciente le hacemos una audiometría tonal para investigar su audición.

Una vez realizamos todos los exámenes por nuestro equipo diagnóstico, los analizamos detenidamente, llegamos a una conclusión y organizamos el programa por el cual se regirá la terapia del lenguaje.

	Historia clínica
	Examen del lenguaje oral
Diagnóstico	Examen neurológico físico
Tartamudez	Examen psicológico
	Audometría tonal

TRATAMIENTO DE LA TARTAMUDEZ

La tartamudez es CORREGIBLE, se puede ELIMINAR por medio de la terapia del lenguaje; sin embargo, el éxito del tratamiento depende de la colaboración del paciente, de su ayuda, pues se ha acostumbrado a hablar en esa forma, tartamudeando, y como la forma de hablar se hace un hábito, es inconsciente, el tartamudo habla sin darse cuenta de cómo habla, por lo que para corregirle su tartamudez, <u>para enseñarlo a hablar normalmente</u>, es necesario que concientice su forma de hablar, para que cuando hable, concientice cómo está hablando, cómo está usando sus órganos articulatorios móviles del lenguaje, para no realizar los bloqueos, repeticiones y alargamientos que está acostumbrado, para que hable en la nueva forma que le estamos enseñando en la terapia del lenguaje.

Es bueno destacar, que el tratamiento que utilizamos en la tartamudez, consiste básicamente, "<u>en enseñar una nueva forma de hablar al tartamudo, una forma correcta de hablar</u>" y VA DIRIGIDO A ELIMINAR LA TARTAMUDEZ, tanto en su ASPECTO PSICOLÓGICO como en su SDINTOMATOLOGÍA ORAL.

A.- Eliminar el ASPECTO PSICOLÓGICO de la tartamudez: para corregir la tartamudez, es fundamental, básico, eliminar las consecuencias psicológicas en el tartamudo, especialmente QUITARLE EL MIEDO A HABLAR, Y QUE ANTES DE HABLAR, NO PIENSE QUE VA A BLOQUEAR, QUE "SE VA A QUEDAR".

1.- QUITARLE EL MIEDO A HABLAR: al tartamudo no le gusta hablar, le da MIEDO HABLAR, se encierra en sí mismo para que no lo oigan tartamudear, para que no lo burlen los demás; pues bien, para corregir la tartamudez, es fundamental que el paciente PIERDA EL MIEDO PARA HABLAR, y para ello es necesario que HABLE MUCHO, que siempre hable, pues al hablar mucho, paulatinamente va perdiendo el miedo para hablar y además, le sirve para ejercitar, practicar, la NUEVA FORMA DE HABLAR, la forma correcta que le estamos enseñando en la terapia del lenguaje. Si el tartamudo NO SE DISPONE A HABLAR SUFICIENTEMENTE, si continúa encerrado en sí mismo, además que NO PERDERÁ EL MIEDO PARA HABLAR, no puede ejercitar la manera correcta de hablar que le estamos enseñando en la terapia del lenguaje y, por supuesto, CONTINUARÁ HABLANDO COMO ESTÁ ACOSTUMBRADO, tartamudeando y no podrá eliminar su enfermedad.

Al tartamudo se le informa, que la ÚNICA FORMA DE ELIMINAR EL MIEDO A HABLAR, es HABLANDO, HABLANDO MUCHO, en todas las circunstancias, que aprovece cualquier momento para conversar, y así, poco a poco irá perdiendo el miedo a hablar, va adquiriendo confianza en sí mismo y podrá ejercitar continuamente, permanentemente, las sugerencias, recomendaciones y ejercicios, que le damos en las sesiones terapéuticas in- dividuales.

QUITARLE EL MIEDO A HABLAR al tartamudo, es pues, BÁSICO, FUNDAMENTAL, para curar su enferme- dad, si continúa encerrado en sí mismo, sin querer hablar, con seguridad, la terapia del lenguaje FRACASARÁ en su intento por corregir el trastorno de su lenguaje oral.

2.- ANTES DE HABLAR, NO PENSAR QUE VA A TAR- TAMUDEAR: el tartamudo, antes de hablar, cuando per- cibe que va a hablar con alguien, en seguida piensa que VA A TARTAMUDEAR, que quedará mal ante sus inter- locutores, lo cual lo atemoriza, lo pone nervioso; fijar su mente en la posibilidad de tartamudear, de quedar mal ante la persona con quien se dispone a dialogar, ocasio- na que el paciente continúe tartamudeando, pues como está acostumbrado a hablar así, y como, hablamos en for- ma inconsciente, sin darnos cuenta como lo estamos ha- ciendo, por hábito, por supuesto que hablará como está acostumbrado, tartamudeando, haciendo contracturas musculares que le ocasionan los bloqueos, alargamien- tos, suspendiendo la respiración y bloqueando, etcétera.

Para eliminar la tartamudez, es necesario que el tarta- mudo ANTES DE HABLAR, NO PIENSE QUE VA A TAR- TAMUDEAR, QUE "SE VA A QUEDAR" AL HABLAR, por- que, por estar pensando en esto, por fijar su pensamiento en la posibilidad de tartamudear, NO SE DA CUENTA

COMO ESTA HABLANDO, NO UTILIZA LA MENTE para hablar en la nueva forma que le estamos enseñando en la terapia, no puede controlar su mente para evitar las contracciones musculares de los órganos articulatorios móviles y de otros músculos del cuerpo que ocasionan la sintomatología que presenta.

Al inicio del tratamiento es fundamental pues, que al tartamudo se le diga "de ahora en adelante, antes de hablar, no pienses que vas a tartamudear, que te vas a quedar, sino que mientras estés hablando, debes estar pensando en la nueva forma de hablar que te estamos enseñando, estar atento para evitar realizar la contracturas musculares que haces con los órganos articulatorios móviles que te ocasionan los bloqueos y repeticiones, para evitar hablar rápido y poder enlentecer el habla; mientras estés hablando debes estar pendiente para no inspirar por la boca, pues ello te produce bloqueos, sino que debes respirar por la nariz".

Así pues, para corregir la tartamudez, es fundamental que el tartamudo se elimine la costumbre que tiene de que, ANTES DE HABLAR, PIENSA QUE VA A TARTAMUDEAR, QUE "SE VA A QUEDAR", para que mientras esté hablando, pueda estar atento, utilizar su mente para evitar realizar todas las cosas que hace y le ocasionan la sintomatología que presenta; si no se elimina esa costumbre de pensar que se va a quedar al hablar, que va a tartamudear, por estar pendiente de eso, no cumple con las orientaciones que le damos para eliminar su t.t.m.

B.- ELIMINAR LA SINTOMATOLOGÍA ORAL Y LOS SECUNDARISMOS EN LA TARTAMUDEZ: cada tartamudo tiene su propia sintomatología. Por eso, para conocer los síntomas que debemos eliminar en cada paciente, nos guiamos por el examen del lenguaje que le hemos realizado previamente.

1.- ENLENTECER EL HABLA: para lograr corregir esta enfermedad, es muy importante que el paciente aprenda a hablar despacio, elimine la taquilalia, porque al hacerlo, es más probable que logre controlar sus órganos articulatorios del lenguaje oral, que pueda seguir las orientaciones impartidas en las sesiones terapéuticas, evitando en esa forma, realizar las repeticiones, los paros al hablar y todos los síntomas que está acostumbrado a realizar; en cambio, si el paciente continúa TAQUILÁLICO, si continúa hablando tan rápidamente como antes, sino es capaz de ENLENTECER su habla, le será más difícil controlarse, seguir nuestras orientaciones y por supuesto, se le dificultará eliminar su tartamudez.

Para eliminar la TAQUILALIA del tartamudo, para EN-LENTECER su habla, es preciso que nosotros le informemos al paciente, "que se acostumbró a hablar en esa forma tan rápida, que es un hábito hablar así, y como todos los hábitos los realizamos en forma inconsciente, sin darnos cuenta, para controlar su taquilalia y enlentecer el habla, para hablar despacio, es necesario que de ahora en adelante concientice su manera de hablar, que trate de hablar despacio, sin carreras y poco a poco se irá acostumbrando a hablar así, despacio, sin atropellos, sin carreras".

Las GRABACIONES de su lenguaje oral, para que el paciente conozca como habla y pueda hacer las correcciones y comparaciones frecuentemente, es muy útil para lograr este cambio tan importante de su manera de hablar, enlentecer el habla, eliminar su taquilalia; también se utiliza para esta finalidad, LEER EN VOZ ALTA, DESPACIO, respetando los signos de puntuación de modo que el tartamudo trate de hablar, como SI ESTUVIERA LEYENDO, despacio, sin carreras. La OBSERVACIÓN constante de los familiares y amigos del tartamudo, también es útil, para que el paciente pueda controlar su taquilalia.

2.- ELIMINACIÓN DE LOS BLOQUES O PAROS AL HABLAR: como hemos expuesto anteriormente, el tartamudo hace PAROS AL HABLAR, porque realiza CONTRACCIONES EXAGERADAS de los órganos articulatorios móviles (lengua, labios, velo del paladar) en el momento de articular palabras y se ACOSTUMBRA a hablar en esa forma, presentando cada paciente sus propios bloqueos, sus propios paros al hablar. Para eliminar estos bloqueos, nos dejamos guiar por el examen del lenguaje que le hemos realizado al paciente, previamente, y así vemos con cuáles sonidos bloquea.

Para la ELIMINACIÓN DE LOS BLOQUEOS, es fundamental que el paciente concientice lo que hace, cuáles son las contracciones musculares que realiza con sus órganos articulatorios móviles que le ocasiona los bloqueos. Para ello, nos sentamos junto al paciente, frente a un ESPEJO, y le hacemos conocer lo que hace, si con los sonidos que bloquea contrae exageradamente, bien sea los labios, la punta o el dorso de la lengua: "fíjate que cuando pronuncias palabras con [k], es la parte posterior de la lengua, la que contraes exageradamente; no debes hacer esas contracciones musculares. De ahora en adelante trata de hablar con los labios y la lengua en forma relajada, suave, y así evitarás los bloqueos", es lo que le decimos al paciente para concientizarlo, que los bloqueos, sus paros al hablar, es algo que él hace, y por lo tanto, con su esfuerzo, puede ELIMINARLOS.

Como se puede ver, al paciente le indicamos, la forma incorrecta cómo habla, cómo realiza las contracciones musculares que le ocasionan bloquear y al mismo tiempo, la manera cómo debe hablar, la posición articulatoria normal, con los órganos articulatorios móviles relajados, sin contracciones musculares, para evitar los bloqueos.

El paciente debe saber, si cuando está hablando, realiza contracciones musculares exageradas o está usando en forma relajada sus órganos articulatorios móviles; para ello le indicamos ejercicios de CONTRACCIÓN y RELAJACIÓN de labios y lengua; contraer exageradamente los labios y luego entrar en relajación, contraer la lengua contra los dientes y alveólos dentarios y luego relajarla en el piso de la boca.

Es recomendable que el paciente ejercite diariamente, varias veces al día, estos ejercicios de contracción y relajación de labios y lengua; también es muy útil que REPITA palabras formadas con los sonidos que bloquea, una vez en forma incorrecta, bloqueando, y otra vez en forma correcta, sin bloqueos. Este tipo de ejercitación, la repetición de palabras con los sonidos que bloquea, una vez bloqueando y otra vez sin bloquear, concientiza cada vez más al paciente de su problema, lo cual favorece al tartamudo en su lucha por la eliminación de su enfermedad, pues al estar consciente de cómo hablar para evitar lo bloqueos, lo que tiene que hacer de ahora en adelante es que, CUANDO HABLE, ESTE PENDIENTE PARA EVITAR REALIZAR LOS BLOQUEOS; después, se acostumbrará a hablar sin bloqueos, sin paros.

Así pues, cuando ya el tartamudo está consciente de lo que hace cuando bloquea y cómo debe hacer para no bloquear, lo que debe hacer cuando está hablando, es estar atento para hablar en la forma correcta, sin bloqueos, pues como está acostumbrado a tartamudear, a bloquear, sino está pendiente de su nueva forma de hablar, por costumbre, por hábito, continuará tartamudeando, bloqueando como antes.

3.- ELIMINACIÓN DE LAS REPETICIONES: dado que por el examen del lenguaje que hemos realizado al paciente, ya sabemos cuáles son las sílabas que repite frecuentemente, se lo hacemos conocer: "cuando tú hablas, repites frecuentemente las sílabas pa-pa-pa, por ejemplo; esto lo haces porque te acostumbraste a hacerlo, a hablar así, repitiendo sílabas, pero tú puedes hablar sin repetir estas sílabas; de ahora en adelante, trata de no repetirlas cuando estás hablando y si tú pones de tu parte, lo lograrás". Son las palabras que generalmente le decimos a los pacientes para concientizar en ellos, que la repetición de sílabas en su lenguaje exterior, es ALGO QUE ELLOS HACEN, que se acostumbró realizar, no es algo que les sucede, y por lo tanto, con su ESFUERZO, dedicación, puede ELIMINAR.

Cuando el tartamudo está consciente que las repeticiones en su lenguaje oral es algo que hace, que se acostumbró a realizar, lo que debe hacer de ahora en adelante para ELIMINARLAS, es que cuando esté hablando, debe estar atento para NO REALIZARLAS y luego, paulatinamente se acostumbrará a hablar SIN REPETICIONES de sílabas.

4.- ELIMINACIÓN DE LOS ALARGAMIENTOS: al igual

119

que procedemos para lograr la eliminación de las repeticiones, al tartamudo es necesario hacerle saber, con cuáles sonidos alarga el tiempo de articulación mientras habla: "Cuando tú hablas, alargas el tiempo de pronunciación de [m, s], por ejemplo: en vez de pronunciar la palabra "Maracaibo", pronuncias M__Maracaibo; en vez de pronunciar la palabra "solo", pronuncias s__solo; esto lo haces porque te acostumbraste a hacerlo, a hablar sin alargar estos fonos, de ahora en adelante, trata de NO ALARGARLOS cuando estás hablando y si tú pones de tu parte, lo lograrás". Son las palabras que le decimos al tartamudo para que concientice, que los alargamientos del tiempo de articulación de los sonidos, es los alargamientos del tiempo de articulación de los sonidos, <u>es algo que él hace,</u> que se acostumbró hacer, no es algo que le sucede y por lo tanto, con su esfuerzo, su dedicación, puede ELIMINAR.

Cuando el tartamudo está consciente de que los alargamientos en su lenguaje oral es algo que hace, que se acostumbró a hacer, lo que debe hacer de ahora en adelante para ELIMINARLOS, es que cuando esté hablando, debe estar atento para MO REALIZARLOS y luego se acostumbrará a hablar SIN ALARGAMIENTOS de sonidos.

5.- ELIMINACIÓN DE LAS ALTERACIONES RESPIRATORIAS: cuando expusimos la sintomatología de la tartamudez, dijimos que es frecuente ver, como los tartamudos se acostumbran a inspirar, respirar por la boca, y no por la nariz, en el mismo momento en que hablan y esto los hace tartamudear; otras veces, suspende la respiración en el momento de hablar y bloquea.

Para que el tartamudo ELIMINE estas alteraciones respiratorias, debe concientizar el problema, conozca el efecto y sepa corregirlo; debe ser capaz de IMITARSE, es decir, hacerlo en forma defectuosa, como está acostumbrado y correctamente, sin defectos, de manera que antes de hablar, debe respirar, INSPIRAR POR LA NARIZ, como es lo formal, evitando en esa forma, realizar las alteraciones respiratorias que lo conducen a tartamudear, lo cual haces porque te acostumbraste; y hablas así, pero tú puedes hablar respirando antes por la nariz, que es lo correcto, y así evitarás tartamudear; de ahora en adelante, no se te olvide, antes de hablar, debes respirar por la nariz y no por la boca, como tú estás acostumbrado, para que evites tartamudear". Son las palabras que FRENTE A UN ESPEJO, le decimos a los pacientes para concientizar en ellos que las ALTERACIONES RESPIRATORIAS que tienen, las cuales los hace tartamudear, es algo que ellos hacen, se han acostumbrado a hacer, no es algo que les sucede y que por lo tanto, con su esfuerzo, dedicación, pueden ELIMINAR y dejar de tartamudear.

Cuando el tartamudo está consciente que las alteraciones respiratorias que presenta es algo que hace, se acostumbra a realizar y que lo hace tartamudear, lo que debe hacer de ahora en adelante para ELIMINARLAS, es que cuando esté hablando, debe estar atento para no realizarlas, para respirar correctamente. Después que lo logre, poco a poco se acostumbrará a respirar NORMALMENTE, sin tartamudear.

6.- ELIMINACIÓN DE LOS SECUNDARISMOS: como ha sido expuesto anteriormente cuando nos referimos a la sintomatología de la tartamudez, el paciente al tratar de vencer su enfermedad, sin saber cómo hacerlo, realiza una serie de movimientos asociados en la cara y el cuerpo, llamados SECUNDARISMOS, que los agrega a su tartamudez y se acostumbra a hablar haciendo estos movimientos.

Para ELIMNARLOS, es necesario que el paciente concientice lo que hace, cuáles son esos movimientos asociados que realiza y agravan su tartamudez; para ello, nos sentamos junto con el paciente frente a un ESPEJO, y le hacemos conocer lo que hace, cuáles son estos movimientos asociados que realiza y empeoran la situación, agravan su problema: "fíjate que cuando hablas, frecuentemente pestañeas, esto (lo imitamos), otras veces separas las alas de la nariz o realizas movimientos con las cejas; no debes hacer estos movimientos, que no mejoran en nada tú problema; al contrario lo empeoran. De ahora en adelante trata de hablar sin pestañear, sin elevar las alas de la nariz ni hacer movimientos con las cejas, pues esto lo haces tú, sin darte cuenta, inconscientemente, pero ya sabes, desde este momento, no debes continuar haciendo estos movimientos asociados". Es lo que le decimos al paciente para concientizarlo, que los secundarismos es algo que le sucede, y por lo tanto, con su esfuerzo, puede ELIMINAR.

Una vez que el tartamudo esté consciente que los secundarismos que presenta, es algo que hace, que dependen de él, lo que debe hacer de ahora en adelante para ELIMINARLOS, es que cuando hable, debe estar atento para ELIMINARLOS, es que cuando hable, debe estar atento para no realizarlos, no hacer movimientos asociados en la cara y el cuerpo. Después que lo logre, se acostumbrará a hablar SIN SECUNDARISMOS.

La eliminación de los secundarismos es, dentro de la sintomatología de la tartamudez, lo más FÁCIL de lograr, de acuerdo a lo que comúnmente vemos en los tratamientos que hacemos en nuestro centro.

7.- ELIMINACIÓN DE LOS PROBLEMAS PSICOLÓGICOS: la eliminación de los problemas psicológicos que tiene el tartamudo, se logran mediante la terapia de APOYO PSICOLÓGICO que le damos durante las sesiones terapéuticas del lenguaje y sobre todo, en la medida que sienta que va mejorando su tartamudez, que está eliminando su enfermedad, espontáneamente se siente mejor, especialmente su autoestima, y ya cuando elimina la enfermedad, se siente una "PERSONA NUEVA" psicológicamente, pues como ya puede hablar NORMALMENTE, no tiene de qué acomplejarse, transformándose en una persona segura de sí misma.

8.- EJERCICIOS DE RELAJACIÓN GENERAL: para que el paciente hable relajado, sin contracciones musculares, es necesario enseñarle ejercicios de relajación general; nosotros utilizamos la técnica de Jacokson modificada de Valarino.

En resumen, para corregir la tartamudez, es fundamental que el tartamudo, antes de hablar y mientras este hablando NO PIENSE QUE VA A TARTAMUDEAR, QUE SE VA A QUEDAR, y que de ahora en adelante, HABLE MUCHO, se le quite el miedo a hablar, para que en esta forma, ponga en práctica todas las recomendaciones que le damos en las sesiones terapéuticas y ELIMINE los bloqueos, las repeticiones, etcétera, es decir, elimine toda su sintomatología.

Cuando se nos presenta un niño tartamudo de MENOS de CINCO años, por considerar que es una TASRTAMUDEZ FISIOLÓGICA, donde las estructuras psicomotrices del lenguaje no están lo suficientemente maduras y no las utiliza como es debido, no le hacemos terapia del lenguaje, sino, que le damos orientaciones a los padres: cuando el niño hable y presente algunos de los síntomas, que tartamudee, los padres le harán conocer el error, le darán el patrón normal del lenguaje y lo invitarán a que repita la palabra en forma correcta. Así, poco a poco, él mismo, con la sola ayuda de sus padres, irá eliminando su tartamudez FISIOLÓGICA. Es necesario evitar que el niño que tiene una tartamudez FISIOLÓGICA, se acostumbre a hablar tartamudeando y la transforme en una tartamudez PATOLÓGICA.

Cuando el tartamudo tiene MÁS de SEIS (6) años de edad, nosotros le hacemos terapia del lenguaje para corregirle su problema, utilizando el esquema de tratamiento que hemos expuesto.

En el tratamiento de la tartamudez, utilizamos parte del método NORTEAMERICANO o DE IOWA, descrito por Johnson,
Bryngelson y Van Ripper, de la Universidad de Iowa, en la década del 30, cuyas pautas generales son las siguientes:

1.- Suministrar el tartamudo información esencial sobre su problema.

2.- Alterar las creencias, actitudes y sensaciones del tartamudo

3.- Proveerles experiencias positivas del habla

4.- Modificar sus reacciones indeseables

5.- Mejorar la adaptación del tartamudo y cambiar sus relaciones interpersonales y concepto sobre sí mismo

6.- Terminar cautelosamente la terapia del lenguaje

Sin embargo, de todas estas pautas de tratamiento, nosotros trabajamos básicamente con las 1, 2 y 6:

1.- Suministrarle información esencial sobre su problema.

Esto es muy importante, puesto que que el tartamudo tiene una serie de dudas, de conceptos errados, que es necesario aclarar; dentro de esta información general tenemos:

a.- Es curable: la mayoría de ellos creen que la tartamudez NO ES CURABLE, que tendrán su problema durante toda la vida; debido a esto, desde el inicio del tratamiento es necesario que sepa que la tartamudez ES CURABLE, que con su esfuerzo y nuestras orientaciones, puede eliminar su enfermedad, aprender a hablar normalmente, sin tartamudear. Esta información, lo motivará, le despertará su interés.

b.- Incidencia 8 x 1.000: generalmente el tartamudo cree que es único en el mundo, que son muy pocas las personas que helaban como él; cuando ellos saben que la tartamudez es frecuente, que la mayoría de las estadísticas refieren que de cada mil (1.000) personas ocho (8) son tartamudas, cambian de parecer, le dan menos importancia a su problema, lo cual es importante, pues le disminuye la presión psicológica.

c.- Exageración del problema: la mayoría de los tartamudos le dan demasiada importancia a su enfermedad, creen que lo peor que les puede haber pasado, es ser tartamudo; al iniciar el tratamiento, debemos hacerle ver a ellos, que exageran el problema, que en realidad su trastorno no es tan grave como se lo plantean; que deben tratar de minimizarlo, pues lo único que le altera la tartamudez, es su manera de hablar, pero que ellos pueden hacer cualquier cosa, como cualquier persona.

d.- <u>El frenillo no es causa de la tartamudez</u>: muchos creen que el frenillo sublingual corto es lo que le ocasiona la tartamudez; al iniciar el tratamiento, debemos exponerle al paciente, las diferentes teorías que tratan de explicar el origen de la enfermedad y sobre todo, que ellos "se han acostumbrado a realizar contracciones musculares con los órganos articulatorios móviles que le ocasionan los bloqueos, las repeticiones, para que concienticen que su problema es algo que ellos hacen, no es algo que les sucede, es muy posible que logren corregirlo con su ayuda.

e.- <u>El hecho de ser tartamudo no le ocasiona ninguna otra desventaja</u>: debemos hacerle saber que el tartamudeo solo le ocasiona problemas para hablar, ninguna otra desventaja, que puede desempeñar cualquier otra actividad, cualquier trabajo. Eso puede contribuir a minimizar su problema psicológico.

f) <u>Hay factores que agravan el problema</u>: hay condiciones que agravan la tartamudez, pero el paciente debe estar preparado para afrontarlas, vencerlas y en esa forma, continuar su lucha para corregir la enfermedad; cuando una de estas condiciones se presente, el tartamudo debe estar atento, saber relajarse, para afrontarla y poder vencerla.

g.- <u>Es posible aprender a hablar sin suspender la respiración o tensionar los músculos</u>: le hacemos conocer que los paros al hablar y las repeticiones, son producto de las contracciones musculares que hace con los músculos articulatorios móviles y de la suspensión de la respiración, pero es posible que con nuestras orientaciones y su esfuerzo, aprenda a hablar sin realizar estas tensiones musculares y la suspensión de la respiración, eliminando los bloqueos, las respiraciones, los alargamientos.

h.- <u>Al estudiarse a sí mismo, puede modificar voluntariamente las cosas que hace al tartamudear</u>: como los bloqueos, repeticiones, los alargamientos es algo que el mismo paciente realiza, es lógico que al estudiarse a sí mismo, concientizar su problema, pueda voluntariamente, por su propio esfuerzo modificar las cosas que hace al tartamudear y en esa forma, vencer la enfermedad.

i.- <u>Alterar las creencias, actitudes y sensaciones del tartamudeo</u>: dentro de este grupo de pautas, nosotros utilizamos las siguientes:

a.- <u>La tartamudez, es algo que él hacer, no algo que le ocurre</u>: esto se lo decimos una y mil veces, que la tartamudez es algo que él hace, no algo que le ocurre, para concientizar que realiza una serie de contracciones musculares que son las causantes de los paros al hablar, de las repeticiones, que se acostumbró a inspirar por la boca en el mismo momento de hablar, y esto lo hace bloquear; una vez que el paciente concientiza todo esto, se da cuenta de lo que hace, que lo conduce a tartamudear, puede al seguir nuestras orientaciones, eliminar su sintomatología.

b.- <u>Indicar que se autoimite</u>: para lograr la concientización de su problema, es muy útil la auto-imitación; una vez que le hemos explicado al paciente cuáles son todos sus problemas, que lo conducen a tartamudear y cómo debe hablar de ahora en adelante para eliminar su enfermedad, le sugerimos que FRENTE A UN ESPEJO, SE AUTOIMITE, es decir, que articule el o los sonidos donde tartamudea, una vez en forma correcta, como lo hemos enseñado y otra vez, en forma incorrecta, tartamudeando, como está acostumbrado hacerlo. Esto se hace, con la finalidad de concientizar el problema en el enfermo, para que si cuando está hablando, realiza contracciones exageradas con sus órganos articulatorios móviles que lo hacen bloquear o repetir sílabas, logre darse cuenta de esto y relaje la lengua y los labios para evitar tartamudear, o si inspira por la boca en el momento de hablar y tartamudea, se dé cuenta de esto, e inmediatamente corrija el defecto, respirando normalmente por la nariz para evitar bloquear.

La AUTOIMITACUIÓN deja frutos muy positivos en el tratamiento de la tartamudez.

c.- <u>Analizar y discutir las conductas de habla buena y mala</u>: para lograr la motivación del enfermo, que despierte su interés en el tratamiento, es muy útil hacerle saber el hecho que, si en algunas ocasiones puede hablar bien, sin defectos, en un futuro y con nuestra ayuda, podrá hablar siempre bien, eliminar su tartamudez. Recomendamos al paciente, que cuando hable bien, sin tartamudear, lo grave, para que escuche "que sí puede hablar bien", y si algunas veces puede hablar bien, en el futuro puede llegar a hablar siempre bien, sin tartamudear.

d.- Eliminar la sensación de que es un disminuido: es necesario crear conciencia en el tartamudo, que su tartamudeo solamente le ocasiona dificultades en su lenguaje oral, en la comunicación oral, pero que puede desempeñar cualquier actividad, como otra persona; que es tan inteligente como cualquiera, por lo tanto, no es ningún disminuido.

e.- Eliminar el miedo a hablar: anteriormente expusimos, es necesario que el tartamudo elimine "el miedo a hablar" para corregir su tartamudez, pues si continúa encerrado en sí mismo, sin querer hablar para que no lo burlen, no podrá seguir las orientaciones que le damos en la terapia del lenguaje y por lo tanto, le será más difícil eliminar su trastorno del lenguaje.

Debemos informarle al tartamudo, que ocasionalmente tendrá CAIDAS y cuando esto suceda, no se desespere, no se ponga nervioso, no se angustie, sino que al contrario, se relaje, piense como debe hablar para evitar tartamudear.

f.- Terminar cautelosamente la terapia del lenguaje: la experiencia nos ha enseñado, que cuando el tartamudo, bien sea espontáneamente o por recomendación nuestra, culmina el tratamiento recién se elimina la sintomatología, sin dar tiempo a que se acostumbre a hablar en su nueva forma, hablar correctamente, con muchísimas frecuencia, VUELVE A TARTAMUDEAR, regresa a nuestra consulta, lo cual es necesario evitar, puesto que el paciente puede perder la fe en el tratamiento. Por lo tanto, la FINALIZACIÓN de la terapia debe hacerse en forma cautelosa, y solo, cuando a través de nuestra consulta, nos enteremos que tiene uno o dos meses SIN TARTAMUDEAR.

El tratamiento rehabilitatorio del lenguaje en la tartamudez, debe ser efectuado por el FONIATRA Y EL TERAPISTA DELLENGUAJE, en forma INDIVIDUAL, a través de sesiones terapéuticas individuales, varias veces por semana, con una duración de veinte (20) o treinta (30) minutos. En cada una de estas sesiones, el terapista del lenguaje, además de dar las orientaciones específicas del caso, debe evaluar al paciente para saber si está mejorando o no, si está haciendo los ejercicios como se le han ordenado. Así mismo, el foniatra debe examinar al paciente cada dos o tres semanas, para conocer si está cumpliendo con el tratamiento, si está mejorando o no, saber cuáles son los síntomas que aún persisten y aprovechar la consulta, para reforzar la terapia, haciendo hincapié en el plan del tratamiento que le hemos organizado previamente.

EL NIÑO QUE NO HABLA

Se dice que un niño tiene RETARDO EN EL LENGUAJE, cuando NO POSEE EL VOCABULARIO QUE DEBERÍA POSEER A LA EDAD CRONOLÓGICA QUE TIENE, NO POSEE EL VOCABULARIO QUE CORRESPONDE A UN NIÑO DE SU EDAD; por ejemplo, si tiene dos (2) años de edad, y solo pronuncia una tres (3) o cuatro (4) palabras, se dice que "ese pequeño tiene un retardo en el lenguaje, pues el niño normal a esa edad, debe poseer un vocabulario de unas trescientas (300) palabras, aproximadamente.

Es muy frecuente en nuestra consulta médica, atender chicos cuyas madres angustiadas se han dirigido al especialista, porque su hijo no habla, nunca ha aprendido a hablar o porque habiendo iniciado el aprendizaje del habla, no se ha desarrollado al ritmo que debería o porque habiendo aprendido a hablar, no se le entiende lo que habla.

No todos los niños empiezan a hablar a una misma edad, ni todos progresan a un mismo ritmo en el desarrollo del lenguaje oral.

El NIÑO QUE NO HABLA representa una entidad clínica bien definida, de gran frecuencia en la práctica médica y que, preocupa altamente a los padres.

CAUSAS DEL RETARDO DEL HABLA

Existe varias causas que pueden ocasionar que UN NIÑO NO HABLE: pérdida de la audición, retardo mental, una lesión central, autismo infantil, retardo simple del lenguaje, hipoestimulación ambiental.

a.- PÉRDIDA DE LA AUDICIÓN: el infante aprende a hablar por imitación, a través de la audición; si tiene pérdida de ella, tendrá problemas para aprender a hablar. El sordo no habla, porque no oye, no puede percibir los sonidos del habla que debe imitar; cuando la pérdida auditiva es parcial, cuando oye pero menos de lo normal, logrará hablar pero en forma defectuosa, con múltiples defectos articulatorios, los cuales le dificultan la inteligibilidad de su lenguaje oral, ya que si oye mal reproducirá mal.

EL NIÑO QUE NO OYE NO LOGRA DESARROLLAR EL LENGUAJE ORAL, salvo que sea enseñado mediante terapia del lenguaje.

Pérdida auditiva:
1.- Sordera: no habla
2.- Hipoacusia: adquiere lenguaje pero con defectos articulatorios

b.- RETARDO MENTAL: para aprender a hablar no solo se requiere de audición normal, sino también de BUEN RENDIMIENTO DEL MECANISMO MENTAL, una buena inteligencia; el niño de baja inteligencia, con RETARDO MENTAL, tendrá problemas para aprender a hablar y no solo se le dificultará adquirir el lenguaje oral, sino también aprender el lenguaje ESCRITO.

Las características del lenguaje oral del paciente con retardo mental son variadas: a veces se nos presenta con ausencia del lenguaje, otras veces habla, pero con muy poco vocabulario que no corresponde a su edad cronológica y una construcción gramatical alterada, o también se nos puede presentar en la consulta un niño con un lenguaje oral ininteligible, a quien no se le entiende lo que habla, que transforma las palabras, con un habla en jeringonza.

En algunos casos de retardo mental profundo, el chico puede, inclusive, no aprender a hablar, no adquiere el lenguaje oral y menos, aprender el lenguaje escrito. También en estos casos puede presentar conductas autistas que los lleva a ser etiquetados como niños autistas, cuando en realidad son retardados mentales. Esto último, sucede frecuentemente.

RETARDO MENTAL
1.- Ausencia dellenguaje
2.- Adquiere lenguaje pero con poco vocabulario
3.- Habla ininteligible

c.- LESIÓN CENTRAL: una de las condiciones básicas para adquirir el lenguaje oral, lo constituye la INTEGRIDAD DEL SISTEMA NERVIOSO CENTRAL ESPECIALMENTE DEL CEREBRO; una lesión cerebral bien sea en el hemisferio dominante o en el no dominante, sin alteración de la inteligencia, puede dificultar la adquisición del lenguaje oral, provocar retardo en la aparición del habla.

Estos jovencitos con lesiones cerebrales, además de no hablar, pueden tener dificultad para COMPRENDER el lenguaje hablado que oyen de los demás.

Si la lesión cerebral ocurre en el hemisferio dominante, especialmente en el área de Wernicke, tendrá dificultad para comprender el lenguaje, constituyendo lo que algunos llaman AFOSOIDISMO. El pequeño, además que no habla, no comprende lo que hablan los demás. Cuando la lesión cerebral ocurre en el hemisferio no dominante, no se altera la comprensión del lenguaje hablado, el paciente no habla pero si comprende lo que hablan los demás; constituye el cuadro clínico que algunos llaman APRACTIGNOSIA.

Cuando la causa del retardo del lenguaje es una lesión central, nosotros seguimos la corriente que identifica a estos cuadros como "RETARDO DEL LENGUAJE DE CAUSA CENTRAL".

Una característica de estos chicos, es que siempre presentan problemas de atención-concentración y muchos son hiperactivos. Frecuentemente son confundidos con el niño autista, pues además, pueden presentar algunas conductas autistas, que desaparecerán cuando el joven adquiere lenguaje, y con el tiempo.

Es necesario aclarar, que la lesión cerebral causante del retardo del lenguaje, muchas veces es posible detectarla con los medios de laboratorio que disponemos actualmente, especialmente con el E.E.G., pero en otras oportunidades, esta lesión no es posible ponerla al descubierto con ningún medio de laboratorio, llegándose a la conclusión diagnóstica en éstos casos, a través de la clínica: es decir, de los síntomas y signos que presenta el paciente, (signos blandos), los cuales se detectan mediante el examen neurológico físico.

LESIÓN CEREBRAL
Retardo del lenguaje con o sin
alteración de la comprensión

b.- AUTISMO INFANTIL: descrito en 1943 por Leo Kanner, de Baltimore, y en 1944 por H. Asperger, de Viena, en 1944. Nosotros consideramos dos tipos de autismo: el primero y el secundario.

b.- El autismo infantil, manifestación de la esquizofrenia temprana, se caracteriza principalmente porque el niño se desconecta del medio ambiente que lo rodea; se encierra en sí mismo y vive su mundo interior; es el niño que se desarrolló normalmente, aprendió a hablar, pero que en los primeros años de su vida, a los siete (7), ocho (8) años de edad, padece de esquizofrenia, pierde la relación con el mundo exterior y DEJA DE HABLAR. Este tipo corresponde al llamado AUTISMO INFANTIL PRIMARIO. Son niños que hablaban, pero que luego dejaron de hacerlo, porque padecieron esquizofrenia infantil.

b.- EL AUTISMO INFANTIL SECUNDARIO, que corresponde a la manifestación autista del niño que presenta Retardo Mental Profundo; son niños que no hablan, que nunca aprendieron a hablar, por su retardo mental profundo. En este caso, en el AUTISMO INFANTIL SECUN-

DARIO, no está presente la esquizofrenia, sino que es originario por un retardo mental profundo, siendo preferible clasificarlo como RETARDADO MENTAL y no como NIÑO AUTISTA.

Hemos observado frecuentemente en nuestro centro médico, que niños que han sido diagnosticados previamente como autistas, han resultado ser en verdad niños con trastornos del lenguaje de causa central, que una vez que han recibido terapia del lenguaje, mediante el método conversacional, se les ha resuelto su problema. Muchas son las experiencias que hemos tenido de estos casos, tal es el del niño pequeño (2-3 años) que no ha adquirido el lenguaje oral, debido a una lesión central y que posee audición e inteligencia normal. Algunos de estos pacientes presentan manifestaciones autistas. El niño pequeño (alrededor de 3 años), normal, por su egocentrismo, puede presentar ciertas manifestaciones autistas, siendo normal esta conducta.

EL AUTISMO INFANTIL PRIMARIO es muy poco frecuente, excepcional y de muy mal pronóstico; para diagnosticarlo, es muy importante conocer la historia clínica del jovencito, encontrándonos con un paciente que era normal, había adquirido el lenguaje oral, pero que al instalarse la esquizofrenia, dejó de hablar y empieza con conductas autistas. Su tratamiento es principalmente psiquiátrico. Podemos mencionar el caso de una niña de ocho años traída desde Valera, estado Trujillo, hasta nosotros, que habiendo adquirido el lenguaje, dejó de hablar y empezó con conductas autistas. Nosotros se la remitimos a un psiquiatra de la localidad quien diagnosticó Autismo Infantil, y con tratamiento psiquiátrico, por fortuna, la niña reinició su comunicación oral.

AUTISMO INFANTIL
Primario (esquizofreia)
Secundario (retardo mental, retardo del lenguaje de causa central)

e.- SÍNDROME PROPIOCEPTIVO VESTIBULAR: causado por una HIPORESPUESTA VESTIBULAR; excepcionalmente aparece puro, generalmente acompaña a la disfunción cerebral mínima pero, puede por sí solo retardar el lenguaje aunque en forma poco severa. Se caracteriza por retardo en la aparición del habla, buena comprensión al lenguaje oral, retardo motor, irreflexia vestibular, lo cual se evidencia por medio de pruebas vestibulares. Requiere terapia del lenguaje.

SÍNDROME PROPIOCEPTIVO VESTIBULAR
Retardo del lenguaje
Retardo motor
Arreflexia vestibular

f.- HIPOESTIMULACIÓN AMBIENTAL: el medio ambiente que rodea al niño, es el que ofrece el lenguaje oral que va a imitar, a aprender, por lo cual si este medio ambiente ofrece un lenguaje oral pobre, adquirirá un lenguaje oral poco desarrollado, en cambio, si el lenguaje oral que ofrece el medio ambiente es rico, bien estructurado, adquirirá un lenguaje oral rico en vocabulario, bien estructurado. Así pues, el medio ambiente, que rodea al chico desde su nacimiento, lo puede ayudar a evolucionar positivamente en su lenguaje o por el contrario, transformar en un niño con problemas en su habla. La HIPOESTIMULACIÓN AMBIENTAL puede causar RETARDO EN LA ADQUISICIÖN DELLENGUAJE.

Este tipo de retardo del lenguaje se puede observar en hijos de madres muy pobres, quienes deben salir a trabajar a la calle dejando a su pequeño hijo solo en la casa, sin nadie que le hable, y cuando regresan por la noche, o bien porque el infante está dormido o por el cansancio de la señora, ésta le habla muy poco; también se puede observar este tipo de retardo del lenguaje, en niños hospitalizados durante mucho tiempo.

La adquisición del lenguaje es una respuesta del niño a su entorno familiar y social, que se traduce en una buena o mala calidad del lenguaje; es importante que las personas que rodean el momento de la aparición del lenguaje del niño, estén dispuestas a ser las mejores colaboradoras, para que este proceso de la adquisición del lenguaje, pueda dar frutos positivos. Al chico, además de rodeársele de amor, se debe rodear de palabras bien dichas, de un lenguaje oral bien organizado, para que alimentando su audición, pueda adquirir un lenguaje bien estructurado.

HIPOESTIMULACIÓN AMBIENTAL
Retardo del lenguaje

g.- RETARDO SIMPLE DEL LENGUAJE: se llama así, al retardo del lenguaje causado por RETARDO EN LA MADURACIÓN NEUROMUSCULAR del jovencito; habla tarde a pesar de ser normal, de poseer todas las condiciones requeridas para aprender a hablar. Es el niño que a pesar de oír normalmente, que su sistema nervioso central está íntegro, de poseer un buen rendimiento de su mecanismo mental, que sus órganos fonoarticulatorios son normales y de recibir buena estimulación ambiental, no habla, no ha adquirido el lenguaje oral, porque su maduración neuromuscular se ha retardado, no ha madurado suficientemente desde el punto de vista neuromuscular.

Es el caso del niño que no habla, pero al llegar a los tres (3) años de edad, aproximadamente, espontáneamente se suelta a hablar; esta conducta del chico que no habla por su retardo simple, de empezar a hablar espontáneamente sin tratamiento alguno, cuando llega su madurez neuromuscular, ha provocado el concepto de que "TODO NIÑO QUE NO HABLA, ES NECESARIO ESPERAR LOS TRES AÑOS PARA QUE EMPIECE A HACERLO", concepto que, aunque ES ERRONEO, se ha generalizado entre padres y muchos profesionales, de allí que muchas veces, los padres de un niño que no habla, pierden tiempo esperando que su hijo adquiera el lenguaje espontáneamente, sin tratamiento, y solo acuden al especialista en lenguaje, cuando ya el paciente tiene 6-7 años, lo cual es negativo, pues como hemos expuesto anteriormente, el niño retardado en su lenguaje, que habla mal, por influencia negativa del medio ambiente que lo rodea, o por burlas de los compañeros de clase y de algunos de sus familiares, puede desarrollar problemas emocionales, hasta un complejo de inferioridad, el cual muchas veces, lo conduce a retirarse del colegio para evitar que lo burlen y no solo eso, sino que cuando el niño habla mal, también lee y escribe mal, por lo que su aprendizaje escolar será problemático. Debido a que existen varios cuadros infantiles que se manifiestan principalmente por ausencia o retardo del lenguaje, se hace necesario realizar exámenes diagnóstico a todos aquello niños que presenten retardo en la adquisición del lenguaje. Debemos erradicar el concepto, muy generalizado, de que "VAMOS A ESPERAR QUE EL NIÑO TENGA (3) AÑOS PARA QUE HABLE, PUES FULANITO HABLÓ A LOS TRES AÑOS.

El niño que no habla, debe ser evaluado tempranamente, para conocer la causa por la cual no ha adquirido el lenguaje. El retardo simple del lenguaje es HEREDITARIO.

CAUSAS POR LAS CUALES UN NIÑO NO HABLA

1.- Pérdida de la audición
2.- Retardo mental
3.- Una lesión central
4.- Autismo infantil
5.- Retardo simple del Lenguaje
6.- Síndrome propioceptivo vestibular
7.- Hipoestimulación ambiental

DIAGNÓSTICO: para hacer el diagnóstico, conocer la causa por la cual el niño se ha retardado en la adquisición del lenguaje, es necesario hacer algunas pruebas para investigar si existe alteración en las condiciones que normalmente él, necesita para hablar. Por esta razón, el paciente debe ser evaluado por un equipo multidisciplinario que realice una historia clínica pedagógica, examen psicológico, audiológico, del lenguaje oral y un examen neurológico físico y si fuera necesario, otros exámenes neurológicos complementarios como el E.E.G., la tomografía axial computarizada cerebral, una resonancia cerebral.

A.- Historia Clínica Pedagógica: es muy importante hacer una buena historia clínica pedagógica en los casos de retardo del lenguaje, pues las informaciones que allí se recogen, nos pueden orientar hacia el diagnóstico.

1.- Motivo de Consulta: la madre nos dirá que el niño no habla o que habla, pero poco a para su edad, o que tiene vocabulario pero no se le entiende lo que habla, que ella cree que su audición es normal o no oye; que su hijo comprende el lenguaje oral o que no lo comprende, que es hiperactivo o no, o que se distrae fácilmente.

2.- Embarazo de la madre: pudo haber sido normal o patológico, habiendo padecido la madre, algunas enfermedades que han podido haber lesionado el feto, tanto en la audición como en su cerebro; entre estas enfermedades tenemos la rubeola, la cual puede dañar el oído y el cerebro del feto, la eclampsia, amenaza de aborto, monucleosis infecciosa, etcétera. También puede dañar el feto la exposición de la madre a radiaciones y algunos medicamentos.

El embarazo pudo ser a término o duró menos de los nueve (9) meses, lo cual puede traer como consecuencia, que el niño naciera con bajo peso, prematuro, lo cual significa que sus órganos se desarrollaron menos de lo normal, y pudo haber lesionado especialmente su cerebro.

3.- Parto de la madre: pudo ser normal o distócico, habiendo podido comprometer la salud del niño, especialmente, lesionar su cerebro; un parto prolongado, el uso de aparatos como el fórceps, el vacuum, puede lesionar el cerebro del niño. La madre nos dirá si él nació normal o con problemas, si presentó cianosis que necesitó suministro de oxígeno, o tuvo convulsiones o presentó ictericia.

La asfixia neonatorum es uno de los factores que más incide en los retardos del lenguaje.

El peso del niño pudo ser normal o prematuro (menos de 2.500 gramos).

4.- Maduración motriz del niño: las lesiones cerebrales y el retardo mental, pueden causar retardo en la maduración motriz del chico, por lo cual la historia clínica debe recoger los datos referentes a ésta maduración motriz, incluyendo por supuesto, la edad que levantó la cabeza, se sentó, se paró, empezó a caminar, dijo las primeras palabras, controló los esfínteres anal y vesical.

En muchos de los casos de retardo del lenguaje se observan un retardo madurativo motriz del niño.

5.- Antecedentes personales del niño: si ha sido sano o ha presentado enfermedades graves que le hayan podido lesionar algunos de los elementos que necesita para adquirir el lenguaje oral, como son la audición, el cerebro, su mecanismo mental y los órganos fono-articulatorios; entre estas enfermedades tenemos la meningitis, encefalitis, traumatismos cráneo-encefálicos, bronconeumonía, la epilepsia, etcétera.

6.- Antecedentes familiares del niño: si ha existido retardo del lenguaje entre sus familiares maternos y paternos, o si ha habido casos de retardo mental o de sordera entre sus familiares.

Como expusimos anteriormente, el retardo simple del lenguaje se puede heredar, así como también son hereditarios, algunos casos de sordera y de retardo mental.

7.- Escolaridad del niño: si está inscrito en un Instituto Educacional o no, que nivel cursa en el pre-escolar o en la escuela básica; es importante preguntarle a la madre, qué opinión tiene la maestra sobre la audición del jovencito, de la inteligencia, de su aprendizaje en general, pues ella está en contacto con el pequeño buena parte del día y debe tener un concepto al respecto.

PRIMERA CONSULTA:

Cuando el niño asiste por primera vez a nuestro consultorio, además que le examinamos el lenguaje y sus órganos articulatorios, nosotros le investigamos la audición, la inteligencia y su S.N.C. lo cual nos permite tener una idea de la causa que originó el retardo del lenguaje, una IMPRESIÓN DIAGNÓSTICA.

Mediante la proyección de diapositivas, presentación

137

de figuras, objetos, tratamos que el niño hable espontáneamente para conocer las características de su lenguaje, si se le entiende o no, el vocabulario; si se ayuda a comunicar por medio de señas y gestos, si construye o no oraciones, los defectos articulatorios que presenta, si comprende o no el lenguaje oral. Si no logramos que hable, la información que nos dan los padres, nos permite tener una idea de las características del lenguaje del niño. Otras veces si no habla en la consulta, le indicamos a los padres que graven una conversación con él en la casa.

Una vez que conocemos las características del lenguaje del niño, procedemos a realizarle PRUEBAS INFORMALES DE AUDICIÓN, que nos permiten tener una idea de su audición: estando el pequeño delante de nosotros, sentado en las piernas de su madre, jugando con algunos juguetes que le hemos permitido, sin que él lo perciba, nuestra secretaria se coloca detrás de él y empieza a producir sonidos, a movilizar objetos sonoros, tales como panderetas, triquitraquis, a dar palmadas, etcétera, con la finalidad de investigar si oye, si busca la fuente sonora; esta prueba la hacemos, en primer lugar, con sonidos de intensidad débil y si él no responde o no busca la fuente sonora, lo intentamos con sonidos de fuerte intensidad. Las pruebas informales de audición, bien hechas, nos aportan una información, que generalmente es la real, la correcta, de la audición del paciente examinado, por lo cual nosotros la realizamos siempre y recomendamos, sean efectuadas antes que las pruebas formales de audición.

Después que tenemos un criterio de la audición del paciente, nos disponemos a evaluar clínicamente su inteligencia; si tiene menos de tres años, observamos su facie, la mirada; si presta o no atención a las cosas; si comprende y cumple órdenes sencillas como "dale un beso a tu mamá", si conoce su esquema corporal. Si tiene tres o más años de edad, le realizamos además, una prueba psicológica de rápida ejecución como es el tablero de Seguin, que según nuestra opinión, es una prueba que aporta información muy acertada del rendimiento del mecanismo mental del niño pequeño.

Posteriormente, le hacemos un examen NEUROLÓGICO FÍSICO al niño, más que todo los reflejos y su equilibrio estático y dinámico, fuerza y tono muscular, coordinación en los movimientos.

Por último, un examen de O.R.L. y órganos articulatorios.

Finalizamos los exámenes, cuando ya tenemos una impresión diagnóstica del caso, le hacemos conocer nuestra opinión a los padres y recomendamos la realización de las pruebas diagnósticas por el equipo multidisciplinario que trabaja con nosotros; estas pruebas son un examen neurológico físico, audilógico formal, psicológico y del lenguaje oral.

Examen Psicológico: que nos permite conocer el rendimiento intelectual del paciente, así como su estado perceptivo motor y emocional; se realiza mediante pruebas psicológicas verbales y de ejecución, de la preferencia del psicólogo de nuestro equipo diagnóstico.

Examen Neurológico Físico: para conocer el estado del S.N.C. especialmente del cerebro del paciente; cuando el caso lo requiere, le pedimos otros exámenes neurológicos complementarios como el E.E.G., T.A.C. cerebral, resonancia magnética.

Examen Audiológico: para investigar la audición del paciente, le realizamos pruebas formales de audición, de acuerdo a su edad. En niños pequeños, de 0-4 años, le efectuamos pruebas de audición en campo libre, una impedanciometría o prueba de audición por respuestas evocadas del tallo cerebral. El niño de más de cuatro (4) años, le practicamos una audiometría tonal por juego.

Este examen audiológico, debe ser hecho con mucho cuidado, pues tanto el retardado mental como el lesionado cerebral con buen rendimiento intelectual, por su deficiente comprensión del lenguaje oral, pareciera que no oye, que fuese sordo, confundiendo así, tanto a sus padres como a muchos especialistas.

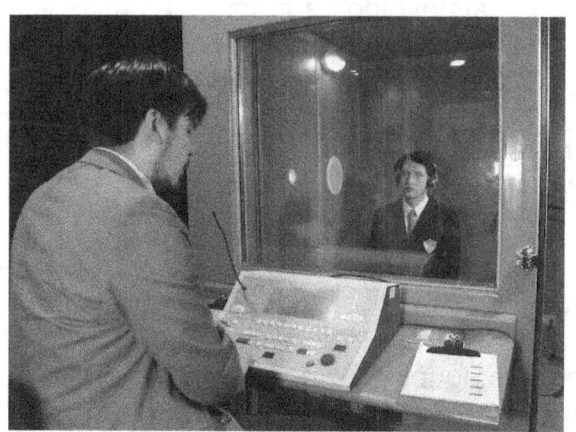
Examen de audición en campo libre

EXAMEN DE AUDICIÓN EN CAMPO LIBRE

Es decir. Examen de la audición de un paciente, sin la colocación de los audífonos en sus oídos, pasando los sonidos por el interior de la cámara sonoamortiguada.

Este tipo de examen debe realizarse en niños pequeños, de menos de 3-4 años de edad y en retardados mentales, ya que ellos no permiten la colocación de los audífonos en sus oídos y si lo permiten, por no comprender las instrucciones, no responden en forma precisa.

En la foto se puede observar al audiometrista, el audiómetro, el micrófono y la cámara sonoamortiguada, la cual debe ser amplia, de 2,5 mts. x 2,5 mts. En el interior de la cámara, hacia atrás, en sus extremos, están colocadas dos cornetas por donde sale el sonido y el niño, a quien se le practicará el examen, sentado en las piernas de su representante, jugando con juguetes que le hemos aportado, para que fije su mirada hacia adelante, hacia los juguetes.

El examen de audición en campo libre se realiza, pasando tonos puros, música y sonidos onomatopéyicos, a través del audiómetro, al cual se le ha adaptado un reproductor de sonidos y un amplificador.

La prueba debe iniciarse pasando los sonidos de abajo hacia arriba, o sea, pasándolos a 30-40-50 decibeles, y vamos observando las reacciones del niño, a través del vidrio de la cámara, el cual permite ver desde afuera, pero no lo permite desde adentro hacia afuera: si voltea hacia atrás o dirige su mirada por todo el interior de la cámara buscando la fuente sonora, si detiene su accionar cada vez que se la pasa el sonido, si sonríe, etcétera. Si comprobamos que percibe los sonidos a 50 dbs. o menos, descartamos la pérdida de audición como causa del retardo del lenguaje, pues en este caso, es capaz de oír la voz normal, que tiene 50 dbs. de intensidad (70-80 dbs), diagnosticamos pérdida de la audición del paciente.

Esta prueba, por subjetiva, se presta a errores. Sin embargo podemos afirmar, que la experiencia del audiometrista y el hecho de dar las instrucciones a los representantes del niño, en forma minuciosa, precisa, hacen de ella, una prueba de gran valor diagnóstico y que debe ser realizada antes de las pruebas objetivas, pues estas últimas, también tienen un margen de error.

Las instrucciones que se le deben dar a los representantes, son las siguientes: siéntese Ud. En la silla que está colocada en el interior de la cámara y su hijo lo sienta en sus piernas. Juegue con él, con estos tacos (juguetes) colocados en la mesita. Trate que el niño siempre esté jugando y no investigue Ud., si oye o no, pues el pequeño puede voltear hacia atrás, aún estar percibiendo los sonidos.

Examen del lenguaje oral, para conocer la comprensión y expresión del lenguaje oral del niño; también se examina su esquema corporal, las nociones perceptuales etcétera. Para realizar el examen del lenguaje, es importante hacer observaciones conductuales, personales del chico. Investigamos la estructura, la sintaxis, como utiliza su lenguaje, si lo tiene. Le preguntamos sobre personas u objetos ausentes en ese momento; le quitamos objetos para saber si llora o se molesta, pues si al paciente no le importa esto, con seguridad tendrá más dificultad en la terapia. Observamos si juega con objetos no presentes, como por ejemplo, al policía; si es capaz de equiparar objetos idénticos o diferentes, pero que tengan igual función; si conoce relación entre objetos, como por ejemplo, un tetero con una muñeca. Investigamos si él puede imitar o no, si trata de comunicarse con sus padres, a pesar de no poseer lenguaje; si hace vocalizaciones después de hacerle preguntas, ya que si es capaz, esto indica que a pesar de no haber adquirido lenguaje, el niño si se comunica.

Estas observaciones y preguntas, nos permiten conocer el estado de cada jovencito, qué puede hacer, cuál es su nivel de competencia. No debemos contentarnos con realizar solamente las pruebas diagnósticas standard, pues generalmente el niño, solamente nos indican "lo que no puede realizar el niño", pero no nos revelan lo que éste puede lograr, su nivel de competencia", lo cual es importante para su rehabilitación. Así pues, si solamente hacemos las pruebas diagnósticas standard, los resultados que obtendremos, generalmente son muy pobres; es necesario complementar éstas con la observación personal del niño y preguntas dirigidas a conocer "lo que puede hacer, sus potencialidades".

Concluidos los exámenes, el personal del equipo diagnóstico se reúne para discutir el caso, hasta llegar a una conclusión, el DIAGNÓSTICO DEFINITIVO, para luego elaborar el programa por el cual se regirá el tratamiento rehabilitatorio, se considera sobre qué aspectos tratar a ese paciente.

Diagnóstico diferencial en el niño que no habla: el diagnóstico en el niño que no habla, se puede prestar a confusión; a veces no es fácil conocer exactamente la causa; inclusive, hay casos en los cuales indicamos la TERAPIA DIAGNÓSTICA, es decir, un plan de tratamiento, continuamos haciéndole pruebas al paciente, sobre todo audiológicas, ya que conocer la audición de un niño es lo que más se presta a confusión en la mayoría de los casos. Estas pruebas practicadas durante la terapia diagnóstica, se continúan realizando hasta tanto tengamos una idea exacta de la situación; que conozcamos exactamente la causa por la cual el niño no habla. Una vez que tengamos el DIAGNÓSTICO DEFINITIVO, podemos continuar con el esquema de tratamiento que veníamos desarrollando, si era el correcto, o lo cambiamos, le organizamos un nuevo programa de terapia, el que verdaderamente corresponde a la causa por la cual el pequeño no habla.

a.- El Niño Sordo: el sordo no habla porque no oye; el sordo puro se caracteriza por presentar, además de su deficiente audición, un buen rendimiento intelectual e integridad cerebral. Sin embargo, SE PUEDE CONFUNDIR con el LESIONADO CEREBRAL Y EL RETARDO MENTAL, ya que estos, además que no hablan, como presentan dificultad para comprender el lenguaje oral, parecen sordos, confundiendo a padres y a muchos profesionales. Las pruebas diagnósticas referidas anteriormente, se encargan de aclarar el diagnóstico.

b.- El Retardo del Lenguaje de Causa Central: al niño que padece una disfunción cerebral mínima, se le dificulta aprender el lenguaje, ya que una condición básica para adquirirla, tanto oral como escrito, para aprender a hablar y escribir, es poseer INTEGRIDAD CEREBRAL. El retardo del lenguaje de causa central se caracteriza por presentar, además de la disfunción cerebral mínima, normal audición y un buen rendimiento del mecanismo mental; la pequeña lesión cerebral no altera la inteligencia. Sin embargo, este tipo de paciente, por tener dificultad para comprender el lenguaje oral que recibe, SE PUEDE CONFUNDIR CON EL SORDO, porque a veces parece que no oye y CON EL RETARDO MENTAL. Muchos de estos niños con retardo del lenguaje de causa central son confundidos con el niño autista, pues puede presentar pequeños signos autistas, que desaparecen con la terapia del lenguaje, y el tiempo.

El examen psicológico, así como las pruebas audiológicas que se realizan al paciente, son normales en este caso; no así el examen neurológico físico y otras pruebas neurológicas como el electroencefalograma por ejemplo, que pueden presentar alteraciones: al examen neurológico físico, lo que se consigue son signos neurológicos blandos.

c.- <u>El niño que no habla por Retardo Mental</u>: otra condición indispensable para que pueda aprender el lenguaje oral, es <u>poseer un buen rendimiento del mecanismo mental</u>, por lo que, cuando este mecanismo mental está alterado, cuando presenta retardo mental, tiene dificultades para adquirir el lenguaje, tanto oral, como el escrito, dificultad que será más acentuada de acuerdo al grado de profundidad del retardo mental; el retardado mental, además de presentar un rendimiento de su mecanismo mental por debajo del promedio considerado como normal, lo cual se evidencia mediante la realización de pruebas psicológicas, tiene audición normal y debe tener una lesión cerebral, aunque muchas veces, esta lesión no se <u>logra evidenciar mediante la realización de los exámenes neurológicos que disponemos actualmente</u>. Este tipo de niño, el retardo mental, como se le dificulta comprender el lenguaje oral que recibe, SE PUEDE CONFUNDIR CON EL SORDO, porque a veces parece que no oyera y CON EL NIÑO QUE NO HABLA DE CAUSA CENTRAL, quien tiene buen rendimiento de su mecanismo mental, buena inteligencia, pero puede tener dificultades para comprender el lenguaje oral que recibe. También el retardo mental profundo, puede presentar conductas autistas y ser diagnosticado como <u>niño autista</u>, lo cual es observado frecuentemente.

En este caso, en el niño que no habla por retardo mental, el examen psicológico demuestra un bajo rendimiento de su mecanismo mental, por debajo del promedio considerado normal; los exámenes neurológicos están alterados, especialmente cuando se realiza el examen neurológico físico, en cambio, los exámenes audiológicos son normales.

d.- El Niño Autista: en el autismo infantil primario, manifestación de la esquizofrenia temprana, el chico no habla porque pierde la relación con el mundo exterior, encerrándose en sí mismos, viviendo su propio mundo, SIN SENTIR LA NECESIDAD DE COMUNICARSE CON EL MUNDO QUE LO RODEA. El autista, es de inteligencia normal, de buena audición, al que no se le demuestran lesiones cerebrales, pero que a una edad temprana de su vida, al cabo de 6 u 8 años, por decir un ejemplo, padece esquizofrenia, pierde la relación con el mundo que lo rodea, se aísla en sí mismo y DEJA DE HABLAR, de comunicarse con los demás. El niño que no habla por autismo infantil, SE PUEDE CONFUNDIR CON EL RETARDADO MENTAL, EL SORDO Y CON EL LESIONADO CEREBRAL; sin embargo, las otras manifestaciones clínicas que producen la esquizofrenia infantil, así como los datos que aporta la historia clínica, permiten hacer el diagnóstico exacto, ya que el niño antes de padecer la esquizofrenia, se había desarrollado normalmente, había desarrollado normalmente, había aprendido a hablar, pero una vez que padece la referida enfermedad, deja de hablar y además, presenta las diferentes manifestaciones características de la esquizofrenia.

En nuestra práctica diaria, hemos observado con frecuencia como muchos niños han sido etiquetados como autistas infantiles, cuando en realidad son chicos con trastornos del lenguaje, debido a una lesión central o un retardo mental.

En el autista, los exámenes psicológicos demuestran inteligencia normal; los exámenes neurológicos no detectan patología cerebral y los de audición son también normales. La psiquiatría es fundamental en el diagnóstico y el tratamiento de esta enfermedad.

e.- El niño que no habla por retardo simple del lenguaje: en éste caso, no adquiere el lenguaje oral a la edad que le corresponde, se tarda para hablar, debido a un retardo de su maduración neuromuscular, a pesar que posee intactas todas las condiciones necesarias para adquirir el lenguaje, como son buen rendimiento intelectual, normal audición, integridad de su S.N.S. especialmente del cerebro y además, un medio ambiente que lo rodea estimulante, activo. Una vez que adquiere la madurez neuromuscular, a una edad que generalmente corresponde a los tres (3) años, espontáneamente, sin ningún tratamiento, empieza a hablar. El infante con retardo simple del lenguaje, SE PUEDE CONFUNDIR CON EL NIÑO QUE NO HABLA

POR CAUSA CENTRAL, especialmente con este tipo de niño, que no tiene alterada la comprensión del lenguaje oral que recibe. Difícilmente, estos chicos se pueden confundir con el sordo y el retardo mental, ya que hasta los mismos padres han observado que su hijo, a pesar de que no habla, oye bien y su inteligencia es normal, que comprende el lenguaje oral que recibe, características que generalmente le son referidas al médico en la primera consulta.

Las pruebas psicológicas que se le realizan al niño con retardo simple del lenguaje, demuestran normalidad del rendimiento del mecanismo mental; los exámenes neurológicos son normales, al igual que los auditivos.

TERAPIA DEL LENGUAJE EN EL NIÑO QUE NO HABLA:

No se debe perder tiempo con el niño que no habla, pues como hemos expuesto anteriormente, el pequeño que tiene un retardo en el lenguaje, está expuesto a las burlas, críticas, agravios, tanto de los demás niños como algunos adultos que están en contacto con él, lo cual puede conducirlo a presentar trastornos emocionales y de conducta, complejo de inferioridad y además, si no ha logrado desarrollar el lenguaje oral, con seguridad tendrá fallas en el aprendizaje de la lecto-escritura, en su aprendizaje escolar. Así pues, en todo niño que tenga retardo del lenguaje, cuanto más pronto se inicie la terapia respectiva, será mejor; y si presenta una causa importante que ocasionó el problema, la terapia debe iniciarse aunque tenga pocas semanas de edad, pues si se espera para comenzar la ayuda profesional, se empeora el trastorno, inclusive, en los casos muy severos, la terapia del lenguaje debemos empezarla inmediatamente, aun antes de conocer con precisión al niño. Según algunos investigadores, entre ellos el Dr. Warren, aún en el retardo simple del lenguaje, se debe iniciar la terapia, porque están en desventaja con los demás chicos, evitando así problemas futuros, tanto en el aspecto emocional como en su aprendizaje escolar.

¿Qué metodología utilizar en la terapia del lenguaje el

niño que no habla?

Desde que nosotros conocimos el MÉTODO DE LA ENSEÑANZA INCIDENTAL, CONVERSACIONAL O AMBIENTAL DEL LENGUAJE, a mediados de 1985, hemos venido utilizando este enfoque terapéutico, en todos los casos de retardo del lenguaje, COMBINÁNDOLO con el Método Tradicional o Didáctico. Desde entonces, hemos observado mejores resultados en la terapia rehabilitatoria del lenguaje del niño que no habla, a diferencia de cuando utilizábamos únicamente el Método Tradicional o Didáctico.

Este enfoque actual en la terapia del lenguaje del pequeño que no habla, el Método Conversacional, da resultados positivos, porque es parecido a la forma como el niño aprende normalmente el lenguaje, siendo similar al que utilizan las madres con sus hijos, realizándose a través de CONVERSACIONES con él y utilizando el AMBIENTE que lo rodea.

Sin embargo, como el lenguaje es habilidad de utilizar símbolos, si el niño aprenda SOLO PALABRAS, utilizará SOLAMENTE PALABRAS no utilizará lenguaje, no usará símbolos; por lo cual en TODA TERAPIA DEL LENGUAJE que se realice, es muy importante TRABAJAR SOBRE EL LENGUAJE y al mismo tiempo, SOBRE LA ARTICULACIÓN DEL LENGUAJE, lo cual se logra COMBINANDO el método CONVERSACIONAL con el Tradicional o Didáctico, pues al utilizar solamente el Método Tradicional, además que es muy difícil lograr que el paciente se concentre en la actividad, solo se le enseña lograr la ADQUISICIÓN pero no la UTILIZACIÓN del lenguaje, en cambio, al emplear el Método Conversacional o Ambientalista, el niño además que se divierte jugando, se emociona, se concentra en la actividad y se motiva a continuarla terapia, APRENDE A UTILIZAR EL LENGUAJE ADQUIRIDO, lo incorpora dentro de su mundo, a su repertorio de comunicación diaria. Sin embargo, con este método incidental, se trabaja muy poco o no se trabaja sobre la articulación del lenguaje, razón por la cual NOSOTROS COMBINAMOS LOS DOS MÉTODOS, agregándole al Método Conversacional, el Tradicional o Didáctico. De esta manera logramos, una vez que el niño adquiere y utiliza el lenguaje oral, corregirle los defectos articulatorios que presenta.

Durante la terapia, es necesario hablarle al chico de lo que a él le interesa, de su pequeño mundo, pues en esa forma es como aprende a hablar normalmente. El ambiente donde se hace el tratamiento se debe diseñar correctamente para lograr la atención del pequeño; para que la tarea sea más efectiva, se debe involucrar a todas las personas que están en contacto con él, tanto familiares y maestros, pues el chico permanece más tiempo con sus padres que en las sesiones terapéuticas. El hogar es el sitio ideal para aprender el lenguaje, por lo cual si es posible, se debe visitar su residencia, hacerle sugerencias a los padres sobre cómo utilizar la metodología y supervisar si cumplen tales sugerencias.

Para desarrollar el MÉTODO CONVERSACIONAL, lo ideal es que en el CUARTO no haya mesas, el piso esté alfombrado para sentarnos junto con el niño, los juguetes con los cuales vamos a jugar con el paciente, deben estar en repisas fuera de su alcance, para que éste VAYA PIDIENDO el juguete con el cual desea jugar; éste CUARTO debe estar ambientado como una casa familiar, con su sala, cocina, comedor, dormitorios donde vestir y desvestir juguetes, sala donde oír música y ver la televisión, etcétera. Se puede atender DOS o TRES niños al mismo tiempo, jugando entre sí, pasando de un chico a otro para enseñar el lenguaje.

La agradable AMBIENTACIÓN del cuarto de terapia y el hecho que, el MÉTODO INCIDENTAL se desarrolla JUAGANDO y CONVERSANDO con el niño, hace que el paciente se motive, le preste atención al trabajo que realizamos con él. Algo muy importante, es que el paciente quiere regresar a la clínica para recibir la terapia del lenguaje, contrario de lo que sucede cuando se emplea solamente el TRADICIONAL o DIDÁCTICO, donde el niño generalmente no presta atención por mucho tiempo, pues como no le gusta estar sentado junto con el terapista del lenguaje, no se interesa, no se motiva y no quiere regresar a la clínica para recibir las sesiones terapéuticas, abandonando prontamente el tratamiento rehabilitatorio del lenguaje. Así pues, cuando se utiliza el método CONVERSACIONAL, al chico LE GUSTA ASISTIR a las sesiones terapéuticas, CONCLUYENDO generalmente el tratamiento, cosa contraria de lo que sucede cuando se utiliza solamente el método TRADICIONAL o DIDÁCTICO, que NO LE GUSTA ASISTIR a las sesiones terapéuticas, por lo cual generalmente SE RETIRA del tratamiento, NO LO CONCLUYE, con el consecuente resultado negativo del mismo.

Al utilizar el método conversacional, debemos tomar en cuenta una serie de principios de enseñanza:

1.- Toda conducta del niño lleva consigo una comunicación, por lo que debemos examinar COMO SE COMUNICA, sin observar su lenguaje.

2.- La comunicación es un sistema donde varias personas participan: padres, demás familiares, maestros; muchas veces, el niño no logra adquirir lenguaje, sin tener lesiones, porque reacciona al ambiente familiar.

3.- Debemos investigar en qué forma se comunica el pequeño, para luego enseñarlo a comunicar con lenguaje.

4.- El principio del EQUILIBRIO GRADUAL DEL DESPLAZAMIENTO DEL PODER: el niño es quien debe tener el control de la conversación, en forma gradual.

5.- El principio del MUNDO DEL NIÑO: los adultos que participan en la terapia, deben entrar al mundo de él y no a la inversa; si él quiere jugar, si quiere tocar, etcétera, debemos ir a ese mundo y enseñarlo en esa forma.

6.- Principio de LA COVERSACIÓN: aprender a dar para recibir, le damos algo al niño para recibir; debe saber que DEBE DAR ALGO PARA RECIBIR ALGO, QUE PARA RECIBIR JUGUETES QUE ÉL PIDE, QUE LE INTERESAN, DEBE TRATAR DE HABLAR. Se debe esperar que el niño se comunique.

7.- EMPAREJAMIENTO DE LA COMUNICACIÓN: siempre debemos "empujar" al niño un poco más, que tenga que esforzarse para tener éxito, para desarrollar el lenguaje; si articula dos palabras, se le pide tres y así sucesivamente.

8.- AUMENTO DE LA APUESTA: parecido al principio anterior, siempre debemos exigirle al niño un poco más, que hable más, con sus compañeritos de la clase, con los adultos, lograr si es posible que hable más.

9.- Mucha INVESTIGACIÓN: el niño mientras más habla, más aprende.

10.- ENTRENAMIENTO DEL SEGUNDO IDIOMA: el chico, a pesar que no habla, posee un medio de comunicación, bien sea señas, gestos, pero no, la comunicación CONVENCIONAL, el lenguaje; por eso, debemos enseñarle la comunicación CONVENCIONAL, el lenguaje; como quien dice, UN SEGUNDO IDIOMA.

Se le debe enseñar en base a lo que le interesa, lo que conoce, que participe más, que sea él quien converse más; es necesario ir observando su rendimiento, ya que ninguno es igual a otro, por lo cual las respuestas son diferentes.

Técnicas para desarrollar el Método Conversacional: para enseñar a hablar a un niño mediante el enfoque ambientalista o incidental, debemos tomar en cuenta varios aspectos:

1.- Él es quien INICIA LA INTERACIÓN COMUNICATIVA, ya sea ésta verbal o no; cada vez que inicia algo, se aprovecha para enseñar lenguaje. Si hace un gesto, una mirada, se aprovecha para enseñar lenguaje.

Durante todo el día, se puede enseñar lenguaje.

Estando el terapeuta jugando con el niño, en el cuarto de terapia especialmente preparado, cuando inicie la interacción comunicativa, cuando quiera tomar un juguete, o señale el juguete que quiere, o mira un juguete, el terapeuta le dice lo siguiente: "este juguete, se llama avión", por ejemplo, "ti tú me dices la palabra avión, te doy el juguete". Siempre que el niño inicie la interacción comunicativa, se le exige que articule "el nombre del juguete que quiere". Cuando articula el nombre del juguete que desea, no importa que sea con defectos articulatorios, se le entrega el juguete, y siempre que quiera algún juguete, se le exige que trate de hablar, que diga el nombre del juguete.

El hecho que con el Método Conversacional, el niño es quien inicia la interacción comunicativa, representa una gran diferencia con el Didáctico, ya que con este método tradicional, quien inicia no es el niño sino el terapista del lenguaje.

2.- Como hemos expuesto anteriormente, es básico, crucial, que EL AMBIENTE DEL CUARTO DEBE SER CUIDADOSAMENTE ARREGLADO, ya que el pequeño debe utilizar lenguaje referente a su ambiente; él recibe un adiestramiento de lenguaje contingente, casual, incidental. El material debe estar en repisas, arriba, donde no lo alcance. De esa manera DEBE UTILIZAR LENGUAJE PARA OBTENERLO LO QUE QUIERE. En el hogar, el ambiente también debe estar organizado fuera del alcance de los niños, para que pida lo que quiere, siempre debe utilizar lenguaje. Así pues, el material didáctico que utilicemos no debe estar al alcance de los niños, para que lo pida, PARA QUE HABLE. También se les puede exigir a los padres que traigan juguetes poco costosos, que representen objetos y animales conocidos, para utilizarlos como material didáctico.

3.- La persona adulta es quien requiere del niño LA RESPUESTA META.

4.- Si el niño responde en forma adecuada, se le provee con refuerzo funcional; sino, la persona adulta le modela la respuesta apropiada. Si por ejemplo, él dice "querer avión", el terapista del lenguaje le debe corregir diciéndole "yo quiero el avión" y le entrega el avión. Si la respuesta es correcta, se le entrega lo que pide, pero si no lo es se le da el modelo una o dos veces: si no responde correctamente, siempre se le da lo que pide y se continúa insistiendo. NO SE DEBE PRESIONAR ALÑ NIÑO, NO DEBEMOS FRUSTRARLO; nunca se presiona demasiado, un poco de presión solamente.

El tiempo de la terapia debe ser corto, unos veinte (20) minutos; máximo treinta (30). Nosotros utilizamos veinte (20) minutos. Con esta metodología, el niño se divierte, se emociona y quiere volver a las sesiones terapéuticas, al contrario de lo que sucede con el método didáctico, tradicional.

El niño debe seleccionar el juguete que quiere: el terapista también puede preguntarle ¿qué quieres? Cuando pide un juguete, se le debe ENTREGAR INMEDIATAMENTE, así comprende la función del lenguaje. Cuando hace un gesto, el terapista le debe preguntar ¿qué te sucede? Para que trate de hablar.

5.- EL NIÑO SIEMPRE CONTROLA LA INTERACCIÓN: siempre hay que seguirle la pauta al pequeño, sino le gusta lo que se le ofrece, no se motiva, no aprenderá; el terapeuta debe estar observándole las manos, los ojos, para darse cuenta de lo que quiere. El niño cambia frecuentemente su atención y generalmente no quiere estar sentado en una silla.

Al principio del tratamiento, solamente debemos seguir LO QUE QUIERE EL NIÑO, seguimos la pauta del pequeño.

6.- El refuerzo es siempre funcional: el infante debe obtener lo que desea; si quiere hablar, se debe dejar, si quiere describir una experiencia, se le debe dejar hablar. Siempre debemos considerar el deseo del chico, lo que quiere, lo que busca.

Existen niños que NO QUIEREN HABLAR, que se sientan en una esquina del cuarto para no participar; en estos casos, debemos ser pacientes, estamos obligados a elevar la tasa de iniciación del niño, para lo cual se utiliza la técnica "MAD" (comandar, ordenar), que consiste en HACERLE MUCHAS PREGUNTAS AL NIÑO PARA QUE RESPONDA: se le pregunta "dime que quieres", "que estás haciendo".

Esta técnica es muy exigente, por lo que SI RESPONDE, debemos pasar nuevamente a la AMBIENTAL, INCIDENTAL que es menos exigente, más sutil, donde el pequeño se siente mejor, más agradado, para que no responda solamente cuando se lo exijamos.

Se le dan varias opciones: "quieres el avión o el carrito o la pelota, tú tienes que decirme cuál prefieres".

El niño normal, a la edad de tres (3) o cuatro (4) años, generalmente responde alrededor de un setenta por ciento (70%) a las preguntas que le hacen los adultos; en cambio, el que tiene un retardo del lenguaje, a la misma edad, generalmente responde poco a los adultos, alrededor de un veinte al treinta por ciento (20 a 30%).

Así pues, cuando EL NIÑO NO INICIA, NO QUIERE HABLAR, se le obliga con la técnica MAND y luego, cuando responde, se debe pasar nuevamente a la AMBIENTALISTA. La técnica MAND, por medio de órdenes, también se utiliza en los niños HIPERACTIVOS y en los que se concentra poco.

7.- Si el niño responde normalmente, se le provee con refuerzo funcional, y si no responde adecuadamente, o si no quiere hablar, se utiliza, tal como expusimos anteriormente, la técnica MAND; pero si a pesar de utilizar esta última técnica, resiste a hablar, no responde, llora, se irrita, se debe utilizar TÉCNICAS DE MODIFICACIÓN DE CONDUCTA, que nos permitan trabajar con él.

8.- Cuando el chico no quiere responder, no inicia la acción, el adulto, el terapista, es quien inicia y controla la interacción.

9.- Cuando el niño no responde, también se puede utilizar la llamada técnica de DILACIÓN, que es intermedia entre la INCIDENTAL y la MAND; mediante esta técnica de DILACIÓN, se le da al niño un motivo para hablar y se ESPERA EL TIEMPO NECESARIO para que responda. Por ejemplo, si quiere un avioncito pero no habla, el terapista le muestra el avioncito sin hablar; por supuesto que el niño tratará de tomar el avioncito, pero el terapista le RETIRA el juguete y le EXIGE QUE HABLE.

Muchas veces, el paciente no es que no quiera responder, sino que es lento para responder, por lo cual debemos darle más tiempo, ser pacientes; esta actitud nuestra, aumenta la iniciación del paciente.

10.- Para la enseñanza contingente del lenguaje en el hogar, se debe utilizar los momentos rutinarios diarios: durante las comidas y meriendas, al vestirse, en las despedidas y llegadas a la casa, durante el baño; cualquier actividad que el niño desarrolle, se puede aprovechar para la enseñanza del lenguaje.

Al utilizar el método conversacional, se obtienen resultados positivos, pues como se sientes agradados, motivados, colaboran más, asisten regularmente a las sesiones terapéuticas y por supuesto, logran desarrollar más lenguaje, toman más iniciativa, responden verbalmente con mayor frecuencia a las preguntas o pedidos de los adultos, generalizando el lenguaje recién adquirido, aumentan la tasa de adquisición de nuevas palabras. <u>Lo más importante al utilizar esta metodología, es que el niño aprende a utilizar el lenguaje adquirido, lo incorpora dentro de su mundo.</u>

El lenguaje que se adquiere utilizando éste Método Incidental, depende de las condiciones de cada niño y debe ser utilizado, consideramos nosotros, en el tratamiento de TODOS LOS NIÑOS QUE NO HABLAN, cualquiera sea la causa que provoque el retardo del lenguaje; aun en los que presentan retardo mental profundo, inclusive, en los sordos, combinándolo en este último caso, con las técnicas específicas utilizadas para oralizar el sordo, pues al emplear este método ambientalista, se aprovecharía especialmente su propiedad motivadora.

Para ESTIMULAR LA INTERACCIÓN INICIAL del niño, podemos utilizar varias técnicas:

1.- Imitación contingente del chico: es la primera técnica a utilizar, el terapeuta debe imitar los gestos, los movimientos del pequeño, para que se fije en él; normalmente la madre imita los gestos de su hijo, a escasas semanas de nacido, constituyendo la primera comunicación contingente. Luego el niño imita a la madre.

A los ocho (8) meses, cuando desciende la laringe del bebé, empieza a realizar vocalizaciones, lo cual generalmente es utilizado por la madre, para imitarlo.

2.- Interpretar conductas ambiguas como inicio de comunicación: cualquier conducta del niño, debemos interpretarla como un intento de comunicación, por lo que debemos estimularla para que trate de hablar.

3.- Seguirlo para establecer secuencias de actividades conjuntas: cualquier actividad que realice, debemos seguirla, acompañarlo en esa actividad, pues eso le agrada, lo estimula, y al estar más motivado, trata de comunicarse más, de hablar más.

4.- Delinear el lenguaje dentro de las respuestas motoras básicas y los gestos del pequeño.

Con éste método incidental, se debe enseñar el lenguaje cuando el niño esté motivado; para que use el lenguaje, la enseñanza debe hacerse en sitios donde él utilice el lenguaje, ya sea en la mesa, la cama, usando un lenguaje referente a la situación que está viviendo. Cuando se trabaja con el paciente, debe tenerse habilidad para controlar la situación, pues si tiene que utilizar a otra persona, eso obstaculiza el trabajo. Cada incidente debe ser positivo, para que motive al chico.

Los padres y maestros, deben conocer bien la metodología, porque ellos están más tiempo con él, que el terapeuta, y utilizar ese tiempo que están en contacto con él, para enseñarlo a hablar; el terapeuta solamente está con el niño, dos o tres veces por semana, y debe supervisar el trabajo de los padres y maestros, para conocer si están utilizando bien la metodología y sino, hacer las correcciones precisas. Es importante que los padres sepan, que si sobreprotegen al niño, sino le exigen lo suficiente, éste no aprenderá lenguaje.

Como cada paciente es diferente, el progreso en el lenguaje será distinto, necesitando cada uno, un programa diferente, de acuerdo a sus necesidades.

Algo importante al desarrollar la metodología conversacional, es que ésta debe emplearse en forma espontánea, muy natural, por lo que las técnicas utilizadas deben ser bien conocidas por el terapeuta.

Como puede verse, el papel del terapista del lenguaje en esta metodología, consiste en que, además de enseñarle el lenguaje al niño, debe trabajar en conjunto con sus padres y maestros para enseñarles el método y supervisar el trabajo que ellos realizan; normalmente el lenguaje del niño es aprendido de sus padres, del ambiente, durante todo el día. Nosotros, le exigimos a los padres, que PRESENCIEN las sesiones terapéuticas, que estén presentes con su hijo, para que observen el trabajo conversacional; además le hacemos saber a ellos, la importancia del lenguaje en el niño, que juegan un papel muy importante en la adquisición del lenguaje de su hijo. La enseñanza de las técnicas del Método Incidental a los padres, debe hacerse hasta que estemos bien seguros, que las conocen perfectamente. También invitamos a los maestros del pequeño, a que presencien las sesiones terapéuticas que realizamos, pero generalmente no asisten a nuestro centro, por lo cual le exigimos a los padres, que ellos les enseñen las técnicas del método. Tanto a padres como a los maestros, le sugerimos que vayan anotando los cambios que el niño esté presentando, para ir modificando los programas. Padres que acuden a las sesiones terapéuticas con sus hijos, y le refuerzan el tratamiento en la casa al niño, paciente que mejora su lenguaje, más rápido.

El terapista debe colocarse cerca del niño, a igual nivel, mirándolo a los ojos, cara a cara.

Antes de iniciar la terapia, debemos organizar el programa por el cual se regirá el tratamiento de cada niño, planificar que es lo que le vamos a enseñar a cada uno, anotando en el trascurso del tratamiento, los adelantos obtenidos y si él está utilizando el lenguaje adquirido.

El contenido programático a utilizar en un niño que no habla, combinando el método conversacional con el tradicional o didáctico, pudiera ser el siguiente:

1.- Método Conversacional
2.- Entrenamiento Perceptual
3.- Ejercicios de comprensión en base a órdenes
4.- Entrenamiento del esquema corporal
5.- Cuaderno de fonemas: para enseñar todos los sonidos del lenguaje
6.- Ejercicios de lengua y labios

AFASIA

La palabra AFASIA, es un término médico que significa PÉRDIDA DEL LENGUAJE. Dado que para perder algo, es necesario haberlo adquirido, se considera AFÁSICO, a todo aquel que HABIENDO ADQUIRIDO EL LENGUAJE ORAL, POR UNA LESIÓN CEREBRAL,PIERDE ESE LENGUAJE QUE HABÍA APRENDIDO.

AFASIA proviene del prefijo "a" que significa SIN y de la apalabra "fasia" que significa LENGUAJE, EXPRESIÓN o sea que el término AFASIA significa SIN LENGUAJE, SIN EXPRESIÓN.

Así pues, la AFASIA no es más que LA PÉRDIDA DEL LENGUAJE ORAL, CAUSADA POR UNA LESIÓN CEREBRAL.

Debemos diferenciar la AFASIA, del cuadro clínico que presenta el niño, quien por una lesión cerebral, no ha logrado adquirir el lenguaje; a este cuadro clínico preferimos llamarlo "Retardo del lenguaje de causa central".

AFASIA
a: sin

fasia: lenguaje, expresión

A.- Historia del estudio de la afasia:

Podemos dividirlo en varios períodos:

1.- Un primer período donde lo más importante para la afasia, era el concepto de la LOCALIZACIÓN CEREBRAL: se buscaba la relación existente entre los síntomas y la lesión cerebral; este período prácticamente fue llevado por dos científicos: PAUL BROCA y CARL WERNICKE.

PAUL BROCA, anatomista francés, presentó un trabajo de dos cerebros examinados en la Sociedad de Anatomía de París, el 18 de abril de 1861, con el cual trató de demostrar que la afasia padecida por esas dos personas, se debía a una lesión en el pie de la tercera (3ª.) circunvolución frontal izquierda.

Por su parte CARL WIERNICKE en 1874, presentó un trabajo donde separó el área auditiva del lenguaje, ubicándola en la primera (1ra.) circunvolución temporal del hemisferio dominante, cuya lesión produciría PÉRDIDA para la COMPRENSIÓN del lenguaje. Describió varios tipos de AFASIA.

El trabajo de PAUL BROCA, aunque posteriormente fue duramente criticado, porque ninguno de los dos cerebros estudiados por él fueron seccionados para hacer un estudio más detallado y porque la lesión de la zona descrita era la más vieja, y el trabajo de Carl Wernicke, sirvieron de inicio para un mejor enfoque neurológico en la afasia.

PAUL BROCA: 1861

CARL WERNICKE: 1874

2.- Un segundo período donde todavía no descartan la localización cerebral, pero se llama la atención sobre la complejidad del lenguaje como proceso y sobre la necesidad de utilizar batería de pruebas para hacer mejores exámenes.

H.J. y H. Head expusieron acerca de los diagramas cerebrales, enfatizando la complejidad del lenguaje y la interrelación existente entre lesiones cerebrales y otros trastornos de conducta.

H. Head ideó pruebas para lesionados cerebrales.

3.- Un tercer enfoque estaría representado por Jackson, Head, S. Freud, Kurt Goldstein, quienes estudian el lenguaje o conducta anormal del afásico como base para el estudio y concepción de los procesos simbólicos normales, tratando de explicar el lenguaje normal a través del lenguaje patológico.

Un seminario que sobre el estudio de la afasia se realizó en la ciudad de Boston, EE.UU. en 1958,puso de manifiesto la necesidad del estudio interdisciplinario para la afasia definiéndola como, UN TRASTORNO NO FUNCIONAL EN LA RECEPCIÓN, MANIPULACIÓN Y/O LA EXPRESIÓN DE LOS CONTENIDOS SIMBÓLICOS CUYA BASE SE HALLA EN UN DAÑO ORGÁNICO DE ESTRUCTURA CEREBRAL RELATIVAMENTE CENTRALES.

Alexander Romanocih Luria, eminente psicólogo ruso fallecido en 1977, realizó amplias y profundas investigaciones para conocer en qué medida el daño de las diferentes partes del cerebro trastornan la capacidad de un individuo para pensar, hablar y comprender el habla de los demás. Sus investigaciones han contribuido grandemente a mejorar el estudio de la afasia. Expuso que los procesos psíquicos no tienen una localización estricta sino que están esparcidos en áreas más extensas del cerebro y de las estructuras subcorticales que ayudan en su acción.

B.- CARACTERÍSTICAS DE LA AFASIA: presenta varios síntomas:

1.- IMPOTENCIA PARA TRANSMITIR O RECIBIR IDEAS: la principal característica de la afasia es precisamente, la IMPOTENCIA que tiene el paciente para TRANSMITIR Y RECIBIR IDEAS, no solamente a través del lenguaje oral, sino también, a través del lenguaje escrito y de la comunicación por señas y gestos; sin embargo, a veces, el paciente afásico pierde la capacidad para hablar, para transmitir oralmente lo que piensa, pero se altera muy poco, CONSERVA la capacidad para COMPRENDER lo que hablan los demás. Otras veces, el paciente afásico también PIERDE la capacidad para recibir ideas, para COMPRENDER lo que hablan los demás.

Una característica importante de la afasia, es que al paciente se le OLVIDAN LAS PALABRAS que quiere expresar, falla en la MEMORIA DE NOMBRES, lo que se evidencia cuando al examinarlo, le mostramos un objeto o la figura de un objeto, para que nos diga cómo se llama este objeto; en ese caso el paciente, a pesar de que identifica el objeto, que sabe cómo se llama, NO PUEDE EXPRESAR LA PALABRA que lo identifica, porque se le OLVIDA LA PALABRA.

A la pérdida de la capacidad para leer por una lesión cerebral, se le llama ALEXIA.

2.- CONSERVA SU LENGUAJE INTERIOR: generalmente, al paciente afásico se le altera poco su lenguaje interior, CONSERVA SU LENGUAJE INTERIOR; aunque no pueda hablar con los demás si puede "HABLAR SIN

PALABRAS" con él mismo.

"UNA VEZ CONSTITUIDO EL TRASTORNO AFÁSICO, TIENDE A MANIFESTARSE EN TODAS LAS MODALIDADES DEL LENGUAJE ORAL, INTERIOR, ESCRITO Y SIEMPRE ACTÚA EN LA COMPRENSIÓN Y EN LA EXPRESIÓN, AUNQUE EL GRADO DE ALTERACIÓN VARÍA DE UN PACIENTE A OTRO".

3.- DISMINUCIÓN DE SU CAPACIDAD INTELECTUAL: algunas veces, el paciente afásico PIERDE PARTE de su capacidad intelectual, se le disminuye; otras veces, la CONSERVA como en los casos muy conocidos del Dr. Renato Segré y el Dr. Camerón, por nombrar algunos, que después de estar afásicos, escribieron obras sobre la enfermedad, la afasia.

El grado de la pérdida de la capacidad intelectual, varia de un paciente a otro.

4.- PÉRDIDA DE LAS NOCIONES PERCEPTUALES: el afásico puede perder la capacidad para reconocer las nociones perceptuales: se le dificulta la orientación en tiempo y espacio, reconocimiento de las formas, el tamaño, etcétera.

5.- PÉRDIDA DEL ESQUEMA CORPORAL: de acuerdo a la magnitud de la lesión cerebral causante de la afasia, el paciente puede perder el esquema corporal, o sea, la representación mental que tenía de su cuerpo, la puede perder; así vemos que en las lesiones cerebrales graves, extensas, el paciente no puede reconocer su cuerpo. En cambio, en las lesiones cerebrales pequeñas, localizadas, el paciente puede conservar su esquema corporal y por lo tanto, reconocer su cuerpo.

Uno de los datos que se toma en cuenta para el pronóstico en la afasia, para suponer el probable éxito del tratamiento, es precisamente, conocer si el paciente conserva o perdió el esquema corporal; si es capaz o no de reconocer su cuerpo, ya que si conserva el esquema corporal, es porque la lesión no es grave, lo que constituye un dato positivo para el pronóstico.

6.- ALTERACIONES DE LA PERSONALIDAD: el paciente afásico, a pesar que no puede expresar lo que

160

piensa, y que se le dificulta comprender lo que hablan los demás, SE DA CUENTA DE SU PROBLEMA, pues, como conserva su capacidad intelectual y el lenguaje interior, aun cuando alterados, les permite PERCIBIR SU PRO-BLEMA.

Ahora bien, ¿cómo podrá sentirse una persona, que de pronto percibe que no puede hablar, que se le dificulta comprender lo que los demás hablan, que no puede leer ni escribir y que de paso, no puede caminar, que está confinado a una silla de ruedas?

Por supuesto, que todo esto provoca, que el afásico se sienta mal emocionalmente, tornándose triste, lloroso, melancólico, deprimido, irritable, ansioso; se ha podido observar, que la afasia EXACERBA las características de la personalidad que anteriormente tenía el paciente y así vemos, que si el enfermo, antes del problema cerebral que le causó la afasia, era una persona dominante, auto-ritaria, después de su problema, se torna más exigente, más autoritario con las personas que lo rodean; en cam-bio, si antes del problema cerebral era una persona sumi-sa, comprensiva, después de la afasia, continúa siendo una persona poco exigente con los demás.

Es muy importante que los familiares del afásico sepan, que los cambios en su comportamiento, su irritabilidad, la mayor exigencia, se deben a que él está consciente de su problemática, que de ahora en adelante necesita más amor, más comprensión, de parte de las personas que lo rodean, de sus familiares y amigos.

7.- DESINTEGRACIÓN FONÉTICA EN LA AFASIA: se puede observar en el afásico, alteración de la articula-ción verbal por problemas en los músculos articulatorios; la lesión cerebral causante de la afasia, puede ocasionar la omisión, sustitución o transformación de uno o varios sonidos del lenguaje, constituyendo lo que se llaman DI-SARTRÍAS. También se puede observar en el afásico, BRADILALIA o sea enlentecimiento al hablar.

8.- TRASTORNOS DE LA VOZ: con cierta frecuencia, se puede observar en el paciente afásico, alteraciones de la voz, SÍNTOMAS DISFÓNICOS, causados por la misma lesión cerebral que originó la afasia. Como la inervación de los músculos respiratorios y de la laringe depende de las cortezas hemisféricas cerebrales, la lesión cerebral que causó la afasia puede también alterar los movimientos de estos músculos, modificando así las características físicas de la voz. Así vemos como el paciente afásico puede presentar una voz MONÓTONA, DÉBIL, AGRAVADA, DE TIMBRE OPACADO.

9.- PERTURBACIONES DE LA MEMORIA MUSICAL: algunos afásicos pierden la capacidad para reproducir melodías, es decir, se les altera su OÍDO MUSICAL; otras veces, ejecutan mal un instrumento musical que conocían antes de su problema. También pueden perder la capacidad para leer la escritura musical.

Estas alteraciones de la memoria musical, pueden ser recuperadas o no, de acuerdo a la gravedad del problema que causó la afasia.

10.- TRASTORNOS DE LA PERCEPCIÓN VISUAL: algunos presentan ALTERACIONES EN LA PERCEPCIÓN VISUAL, se les dificulta discriminar, identificar lo que ven; esto es fácil evidenciarlo en los pacientes que lo presentan, pues se les dificulta identificar las figuras que les presentamos al momento del examen. La perturbación de la percepción visual, es producida por la misma lesión cerebral que originó la afasia. A veces se observa pérdida parcial de la visión, visión doble, que generalmente desaparece espontáneamente.

11.- TRASTORNO DE LA PERCEPCIÓN AUDITIVA: algunos afásicos presentan ALTERADA LA PERCEPCUIÓN AUDITIVA, se les dificulta discriminar o identificar lo que oyen. Estas alteraciones se pueden demostrar mediante ciertas pruebas como la audiometría sensibilizada.

12.- TRASTORNOS MOTORES: la misma lesión cerebral que ocasionó la afasia, puede provocarle trastornos motores al paciente, tanto en sus miembros superiores como en los inferiores; así podemos ver en el afásico, parálisis o paresia de miembros.

CARACATERÍOSTICAS DE LA AFASIA

1.- Impotencia para transmitir o recibir ideas
2.- Conserva el lenguaje interior
3.- Disminución de la capacidad intelectual
4.- Pérdida de las nociones perceptuales
5.- Pérdida del esquema corporal
6.- Alteraciones de la personalidad
7.- Desintegraciópn fonemática
8.- Trastornos de la voz
9.- Perturbaciones de la memoria musical
10.- Trastorno de la percepción visual
11.- Trastorno de la percepción auditiva
12.- Trastornos motores: parálisis de miembros superiores e inferiores

"Ser mitad de lo que fuimos, sentir uno que su derecha viva tiene que echarse a cuestas a la izquierda cada vez y por añadidura, pensar como un hombre y expresarse como los animales".

B. Pérez galdós

TIPOS DE AFASIA

Se han descrito gran cantidad de clasificaciones, siempre tomando en cuenta la COMPRENSIÓN y EXPRESIÓN del lenguaje. Sin embargo, la más utilizada y que nosotros seguimos, es la CLASIFICACIÓN CLÁSICA de la afasia, que la divide en tres tipos: MOTORA, EXPRESIVA O DE BROCA; SENSORIAL, COMPRENSIVA o de WRNICKE, y la MIXTA, según predomine la alteración de la expresión, la comprensión o de ambas.

1.- AFASIA MOTORA, EXPRESIVA O DE BROCA: en este tipo se altera PRINCIPALMENTE LA EXPRESIÓN del lenguaje, CONSERVÁNDOSE la COMPRENSIÓN, que se encuentra LEVEMENTE ALTERADA: el paciente es capaz de comprender lo que hablan los demás, pero no lo es para hablar, ha perdido el lenguaje oral. El grado de alteración de la expresión del lenguaje, varía de un paciente a otro; algunas veces el enfermo pierde TOTALMENTE la expresión del lenguaje, no es capaz de hablar, no tiene vocabulario; otras veces, se altera pero no la pierde totalmente: el afásico habla pero poco.

Una característica de la afasia motora, como expusimos anteriormente al referirnos a las características generales, es que al paciente se le OLVIDAN las PALABRAS que quiere EXPRESAR, falla en la MEMORIA DE NOMBRES, lo cual se evidencia cuando al examinarlo, le mostramos un objeto o la figura de un objeto para que nos diga cómo se llama y a pesar de que lo identifica, que sabe tu nombre, no puede expresar la palabra que lo identifica, porque se le OLVIDA ésta PALABRA.

2.- AFASIA SENSORIAL, DE COMPRENSIÓN O DE WERNICKE: en ella, se altera PRINCIPALMENTE LA COMPRENSIÓN del lenguaje; el paciente NO COMPRENDE lo que hablan los demás, aunque CONSERVA LA EXPRESIÓN del lenguaje, pero la mayoría de las veces, es incoherente, disparatado. La afasia sensorial, se presenta cuando la lesión cerebral que la causa, afecta la zona cerebral responsable de la comprensión del lenguaje, el área de Wernicke, situada en la región temporoparietal del hemisferio dominante.

3.- AFASIA MIXTA: en este tipo, se altera profundamente tanto la COMPRENSIÓN como la EXPRESIÓN del lenguaje; además que el paciente NO COMPRENDE lo que hablan los demás, tampoco es capaz de HABLAR, ha perdido su lenguaje EXTERIOR. Por supuesto, que el grado de alteración tanto de la comprensión como de la expresión del lenguaje, varía de un paciente a otro.

CLASIFICACIÓN DE AFASIA

1.- Motora, expresiva o de broca
2.- Sensorial, comprensiva o de Wernicke
3.- Mixta

ETIOLOGÍA DE LA AFASIA
La CAUSA de la afasia es una LESIÓN CEREBRAL, la cual puede ser originada de varias formas:
a.- TRAUMÁTICA: bien sea por un golpe o por una he-

rida penetrante (accidentes de tránsito, laborales, heridas de bala o por objetos cortantes).

b.- Por un ACCIDENTE CEREBRO VASCULAR AGUDO, un trastorno vascular cerebral, que puede ser originado por una TROMBOSIS, EMBOLIA o por una HEMORRAGIA cerebral.

c.- Por una COMPRESIÓN (tumoral)

d.- INFECCIONES cerebrales pueden ocasionar alteraciones orgánicas en el cerebro y producir síntomas afásicos.

e.- La afasia puede ser originada en forma IATROGENICA, por operaciones del cerebro, anestesia general, medicamentos, o por exámenes diagnósticos cerebrales, como la arteriografía cerebral, por ejemplo.

f.- La EPILEPSIA también puede ocasionar SÍNTOMAS AFÁSICOS, pudiendo alterar tanto la COMPRENSIÓN como la EXPRESIÓN del lenguaje (afasia sensorial y motora) y la capacidad para leer y escribir; el grado de alteración de la comprensión y la expresión del lenguaje, varía de un paciente a otro, pudiéndose observar en el epiléptico, confusiones al hablar, dificultad para comprender lo que habla los demás, imposibilidad para leer y escribir (Alexia).

Los trastornos del habla en el epiléptico, puede ser TRANSITORIOS O PERMANENTES; los TRANSITORIOS son de poca duración y pueden ocurrir antes o después de los ataques epilépticos. Entre ellos tenemos las confusiones al hablar, disartrias múltiples, tartamudeos, afonía.

Los trastornos PERMANENTES, se deben a las alteraciones orgánicas del cerebro, que han causado las convulsiones; entre estos trastornos del habla tenemos las confusiones al hablar, disartrías múltiples, tartamudeos.

La epilepsia puede ocasionar pues, una afasia TRANSITORIA o PERMANENTE.

La AFASIA es pues, CONSECUTIVA a otra enfermedad del CEREBRO, por lo tanto, generalmente aparece después que el paciente empieza a superar la fase aguda de la enfermedad que la originó. Otras veces, la afasia es LA PRIMERA manifestación y pueden persistir como ÚNICO trastorno.

DIAGNÓSTICO DE LA AFASIA

Algo muy importante que debe ser tomado en cuenta por los integrantes del equipo diagnóstico que se presta a estudiar a un afásico, es que a este tipo de paciente debemos tratarlo con mucho cariño para ganarnos su confianza, ya que por el estado emocional en que se encuentra, su estado depresivo, se torna irritable, susceptible. Muchas veces, el paciente se retira de la consulta, no vuelve a la clínica, simplemente porque no le gustó la manera como lo trataron en las primeras consultas diagnósticas, perdiéndose en esa forma, la oportunidad para intentar su rehabilitación.

Para el diagnóstico en la afasia, se deben realizar una serie de exámenes que incluye, además del lenguaje, una historia clínica, exámenes psicológicos, neurológico y audiológico.

1.- HISTORIA CLÍNICA: la historia clínica ayuda a conocer a fondo al paciente en estudio; en ella se debe recoger el motivo de la consulta, los antecedentes familiares y personales. Algo muy importante en este tipo de paciente, es conocer su nivel académico, ya que si después de haberlo examinado, conocemos que no es capaz de leer ni escribir, debemos diferenciar si fue que perdió esas capacidades o que no las tenía, antes de su problema. También es importante informarse acerca de cómo era la personalidad del paciente antes de la enfermedad, para compararla con la actual.

2.- EXAMEN DEL LENGUAJE: para este examen del paciente afásico, nos podemos guiar por el modelo de examen presentado anteriormente al referirnos al tema tipos DE LENGUAJES; sin embargo, el examen del lenguaje en el afásico, aunque bien hecho para que nos permita un diagnóstico correcto y organizar el programa terapéutico a seguir, debemos tener al paciente, ni le demuestre lo incapaz que se ha vuelto. Por supuesto que el examen debe investigar la expresión y la comprensión del lenguaje, la lectoescritura y el cálculo matemático.

a.- EXPRESIÓN DEL LENGUAJE: podemos examinarla a través del lenguaje espontáneo, imitativo y narrativo; así observamos si el paciente conserva o ha perdido su lenguaje espontáneo, si tiene disartrías, bradilalia, si falla en memoria de nombres, es decir, no puede recordar las palabras que identifican los objetivos; si es capaz o no de repetir palabras y fonos aislados.

b.- COMPRENSIÓN DEL LENGUAJE: podemos examinar el lenguaje receptivo del paciente, mediante el cumplimiento de órdenes, preguntas que bien puede responder con su lenguaje oral, si es que lo conserva; con señas y gestos con su cabeza, o las manos; así vemos si el afásico comprende lo que hablan los demás, si una misma palabra la percibe diferente en presentaciones distintas; si solo comprende palabras cuando se le da el contexto; si puede o no diferenciar fonos parecidos; si mejora la comprensión cuando se le muestra el objeto que corresponde a la palabra o cuando ve los labios del examinador.

c.- EXAMEN DE LA LECTOESCRITURA: si a través de la historia clínica, conocemos que el paciente había aprendido a leer y escribir antes de su problema, le examinamos la lectoescritura; así vemos, si es capaz de leer o ha perdido la capacidad para ello; si la lectura presenta incorreciones, si es de buena velocidad o no; si la interpreta o no; si es capaz de copiar y tomar un dictado; si es lento al escribir, si su escritura presenta incorrecciones.

d.- EXAMEN DEL CÁLCULO MATEMÁTICO: si por medio de los antecedentes recogidos en la historia clínica, nos informamos que el paciente afásico era capaz de resolver las operaciones fundamentales del cálculo matemático antes de su problema, debemos evaluar este aspecto y así vemos, si es capaz de resolver problemas de suma, resta, multiplicación y división de acuerdo a su nivel académico, si invierte números, o tiene que ayudar con los dedos para sumar, restar, si no puede realizar operaciones mentales.

3.- EXAMEN NEUROLÓGICO: como expusimos anteriormente al referirnos a la etiología, la afasia es consecutiva a otras enfermedades del S.N.C.; generalmente, aparece después que el paciente empieza a superar la fase aguda de la enfermedad. Cuando el afásico llega a nosotros, los especialistas en la patologías de la comunicación humana, ya han sido evaluado por otros especialistas: el neurólogo, el internista, quienes le han practicado los exámenes neurológicos correspondientes: neurológico físico, electroencefalograma, tomografía cerebral, resonancia magnética.

En este caso, nosotros debemos solicitar el resultado de esos exámenes, para tener una idea clara de la causa de la enfermedad, de la extensión de la lesión cerebral, lo cual nos permite suponer un pronóstico o sea el probable resultado del tratamiento rehabilitador del lenguaje que iniciaremos posteriormente.

Cuando el afásico llega a nosotros inicialmente, el NEURÓLOGO del equipo diagnóstico debe realizar los exámenes neurológicos correspondientes; si en el equipo diagnóstico no se dispusiera de un neurólogo, el paciente debe ser referido a otro médico para la realización de estos estudios.

ESTUDIO NEUROLÓGICO EN EL AFÁSICO
Examen neurológico físico
Electroencefalograma
T.A.C. Cerebral
Resonancia magnética

4.- EXAMEN PSICOLÓGICO: este examen nos permite conocer si el afásico perdió parte de su capacidad intelectual o si conserva intacto su rendimiento mental; también su estado emocional, si hay cambios apreciables en su personalidad. Pruebas perceptivo motoras como la de BENDER, ponen de manifiesto alteraciones perceptivo-visuales-motoras.

5.- EXAMEN AUDITIVO: como la PERCEPCIÓN AUDITIVA puede estar alterada en la afasia, especialmente en la sensitiva, debemos hacer pruebas auditivas, incluyendo la audiometría sensibilizada, para investigar si el afásico tiene alterada la discriminación auditiva.

DIAGNÓSTICO EN LA AFASIA
1.- Historia Clínica Pedagógica
2.- Examen Del Lenguaje
3.- Examrn Neurológico
4.- Examen Audiológico
5.- Examen Psicológico

TRATAMIENTO DE LA AFASIA
Con frecuencia, el afásico se recupera espontáneamente, la expresión del lenguaje, sin haber recibido terapia del lenguaje; y no solamente se observan casos de este tipo, sino donde el paciente también se restaura espontáneamente de sus limitaciones físicas, pudiendo volver a realizar actos, que la lesión cerebral le había impedido hacer; tal como caminar, por ejemplo. Esta recuperación espontánea de la expresión del lenguaje, ocurre usualmente en los primeros uno a tres (1 a 3) meses posteriores a la instalación de la lesión cerebral que causó la afasia, lapso éste, necesario para lograr la recuperación del cerebro, incluyendo la eliminación del edema cerebral.

La terapia del lenguaje es necesario efectuarla en todos los casos, pues a pesar que las células nerviosas lesionadas no pueden regenerarse, la experiencia demuestra, como bien dijo LURIA, "que las funciones del cerebro lesionado son, sin embargo, restauradas parcialmente". Mediante la terapia del lenguaje, se estimula las células nerviosas del hemisferio cerebral no dañado por la enfermedad causante de la afasia, para tratar de reponer las funciones perdidas, tanto la COMPRENSIÓN como la EXPRESIÓN del lenguaje.

Esta terapia debe realizarse mediante sesiones individuales, varias veces por semana (dos a tres veces), de corta duración (20 a 30 minutos por sesión), pues el paciente se fatiga fácilmente; se debe iniciar tan pronto las condiciones físicas del paciente lo permita. Muchos consideran, como el Dr. Cameran por ejemplo, que mientras el afásico está en cama, recuperándose de la enfermedad causante de la afasia, recién se da cuenta que no puede hablar, que quizás no podrá hablar en el futuro, se le debe indicar que trate de comunicarse por señas y gestos, utilizando las manos (la que pueda movilizar),la cabeza y la cara.

Se han descrito varios métodos de tratamiento para la afasia, como el de MARTA TAYLOR, utilizando en la motora, el de LONGUERICH, para la sensitiva; sin embargo, nosotros entrenamos las áreas, que según el examen del lenguaje que le hemos realizado al paciente, estén alteradas, es decir, si el esquema corporal está alterado, se lo entrenamos; sino es capaz de reconocer las nociones perceptuales, lo entrenamos en el reconocimiento de estas nociones. Por supuesto, SIEMPRE entrenamos la COMPRENSIÓN y EXPRESIÓN del lenguaje.

<u>Esquema del tratamiento que nosotros utilizamos en la afasia</u>:
1.- Entrenamiento del esquema corporal
2.- Entrenamiento de las nociones perceptuales
3.- Entrenamiento de la comprensión en base a órdenes
4.- Expresión del lenguaje
    A.- Memoria de nombres
    B.- Cuaderno de fonemas
    C.- Repetición de palabras
    D.- Ejercicios de órganos articuladores móviles
5.- Ejercicios respiratorios
6.- Corrección de las lectoescritura: método fonemático
7.- Uso de la mano izquierda para escribir o de la derecha, según el caso.

1.- ENTRENAMIENTO DEL ESQUEMA CORPORAL: si la lesión cerebral causante de la afasia también provocó la desintegración del esquema corporal, debemos entrenarlo, haciéndolo primero en el paciente; luego en el terapista y después en un gráfico. Por medio del examen del lenguaje, conocemos las partes del cuerpo que no reconoce el paciente y procedemos en la forma siguiente: "tócate tu nariz, dónde está tu oreja", sino los ubica, te indicamos en su cuerpo cuál es su nariz, cuál es la oreja y así sucesivamente. Cuando el paciente reconoce nuevamente todo su cuerpo, lo hacemos en el cuerpo de otra persona, generalmente el nuestro, y posteriormente, en una figura.

2.- ENTRENAMIENTOS DE LAS NOCIONES PERCEPTUALES: si el examen del lenguaje que le hicimos previamente al paciente, nos demuestra que éste no reconoce las nociones perceptuales, no reconoce las formas, el tamaño, los colores, no es capaz de orientarse en el tiempo y espacio; procedemos a entregarlo por medio del apareamiento y el reconocimiento. "¿Cuál color de estos, es igual a este? ¿Cuál de éstos es el amarillo?, coloca este lápiz encima de la mesa, ahora coloca el lápiz debajo del libro, etcétera".

3. ENTRENAMIENTO DE LA COMPRENSIÓN: el afásico siempre tiene alterada, en mayor o menor grado, la comprensión; tiene dificultades para comprender lo que hablan los demás, aunque a veces es mínima; por lo tanto, SIEMPRE DEBEMOS ENTRENAR LA COMPRENSIÓN DEL PACIENTE AFÁSICO, lo cual hacemos mediante el CUMPLIMIENTO DE ÓRDENES, de complejidad creciente; primero órdenes sencillas, una o dos órdenes, y después órdenes más complejas, tres o más órdenes al mismo tiempo: "levántate, siéntate, abre la puerta". Si el paciente no entiende, no comprende, nosotros hacemos la demostración práctica del cumplimiento de la orden que hemos dado: "abrir la puerta es hacer esto, cerrar la puerta es hacer esto" y así, sucesivamente.

4.- EXPRESIÓN DEL LENGUAJE: a veces, el paciente no es capaz de hablar, pierde todo el vocabulario; otras veces, habla pero poco, pierde parte del vocabulario, siendo su principal característica, fallar en lo que se llama "MEMORIA DE NOMBRES", o sea, que al afásico se le olvida, el nombre que identifica los objetos o las cosas que quiere expresar, aun conociendo o identificando tales objetos, las cosas, personas, no las nombra, no las expresa, porque se le olvida. Para tratar de restaurar la EXPRESIÓN DEL LENGUAJE, entrenamos la MEMORIA

DE NOMBRES, utilizamos un CUADERNO DE FONE-MAS, EJERCITAMOS LOS ÓRGANOS ARTICULATO-RIOS MÓVILES DEL LENGUAJE y le invitamos a REPE-TIR PALABRAS.

a.- MEMERIA DE NOMBRES: para ello, utilizamos objetos, figuras, diapositivas, etcétera; se las mostramos impaciente y le preguntamos: ¿Qué es esto? ¿Cómo se llama esto? ¿Para qué sirve esto? Si no puede contestar, no puede hablar, nosotros le pronunciamos el inicio de la palabra que identifica el objeto que le hemos mostrado y así, si es una mesa, por ejemplo, le diremos "esto es una me…, para que él termine la palabra y después la repita completa. Si no articula la palabra que identifica el objeto, pronunciando nosotros el inicio de la misma, entonces decimos la palabra completa, para que él la repita.

Una vez que el paciente puede hablar, que ha adquirido un vocabulario apreciable, le preguntamos por "ACTIVIDADES DE LA VIDA DIARIA" ¿Qué hiciste el día de ayer? ¿Qué comiste en el almuerzo? ¿Cómo haces tú para bañarte? Este tipo de entrenamiento, preguntar por las "actividades de la vida diaria", además que aumenta su vocabulario, se puede utilizar para la construcción gramatical del lenguaje oral.

La LECTURA, cuando el paciente lo puede hacer, también sirve para mejorar la expresión del lenguaje, aumenta el vocabulario.

b.- CUADERNOS DE FONEMAS: llamamos, a un cuaderno, preferiblemente de dibujo, donde anotamos en cada hoja, cada uno de los sonidos que componen el lenguaje oral; utilizamos este CUADERNO DE FONEMAS para enseñarle la articulación de todos los fonos; primero, en forma AISLADA, luego en SÍLABAS y posteriormente en PALABRAS: este es el sonido "m", si estamos enseñando la ["m"], "pronúncielo usted", "muy bien". Ahora, pronuncie usted el sonido "ma", "muy bien"; ahora diga la palabra "ma-ma", y así sucesivamente hasta enseñar al paciente, la articulación de todos los fonos que utilizamos en el lenguaje oral. Cuando el afásico es capaz de articular los fonos, se le hace más fácil hablar.

C.- REPETICIÓN DE PALABRAS: le pedimos al paciente, que repita palabras que nosotros articulamos; si es capaz de hacerlo, es un signo que nos hace suponer una probable recuperación del mismo.

d.- EJERCITACIÓN DE LOS ÓRGANOS ARTICULATORIOS DELLENGUAJE: la lesión cerebral causante de la afasia, generalmente ocasiona alteración de movimientos de los órganos articulatorios móviles del lenguaje, lo cual origina bradilalia y disartrías en el paciente; la ejercitación de estos órganos articulatorios móviles del lenguaje (labios, lengua y velo del paladar),mejora la motilidad de ellos, la coordinación de sus movimientos, mejorando así, la bradilalia, las disartrías y la inteligibilidad del lenguaje oral.

Remitimos al lector al capítulo correspondiente al estudio de las dislalias, donde expusimos algunos de los ejercicios utilizados para mejorar la coordinación de los movimientos de los órganos articulatorios móviles del lenguaje.

5.- EJERCICIOS RESPIRATORIOS: como expusimos anteriormente al referirnos a las características de la afasia, la lesión cerebral que la causa, pueden alterar los movimientos de los músculos respiratorios y originar síntomas disfónicos, alteraciones de las características de la voz; por lo tanto, en estos afásicos que presentan SÍNTOMAS DISFÓNICOS, es necesario realizar EJERCICIOS RESPIRATORIOS para mejorar los movimientos de los músculos respiratorios, aumentando la cantidad de aire inspirado u lograr que la espiración, la expulsión del aire de los pulmones, además que tenga una buena presión, se haga lentamente. Se le debe enseñar la respiración costo-diafragmática.

Los ejercicios respiratorios, deben hacerse con el paciente acostado, luego sentado y después de pie.

6.- CORRECCIÓN DE LA LECTOESCRITURA: la lesión cerebral causante de la afasia, generalmente provoca pérdida de la capacidad para leer y ecribir; a veces pierde totalmente la capacidad para leer, otras lee pero mal, en forma incorrecta y lenta. Para restaurar la lectoescritura, utilizamos varios métodos de acuerdo al estado de la lectura que tenga:

a.- Si de acuerdo al examen que le hemos realizado previamente, conocemos que perdió totalmente la habilidad para leer, no es capaz de leer, utilizamos el método FONEMÁTICO; luego cuando ya el paciente conoce todos los sonidos y es capaz de leer en forma fonemática, utilizamos el método SILÁBICO y por último el método GLOBAL.

Cuando usamos el método FONEMÁTICO, utilizamos para escribir un lápiz bicolor, azul y rojo: una letra azul, seguida de una roja y así sucesivamente.

b.- Si el examen que le hemos realizado nos demuestra que lee en forma silábica, combinamos el método FONEMÁTICO con el SILÁBICO, es decir, utilizamos los dos métodos, el FONEMÁTICO y el SILÁBICO.

c.- En el caso que lea en forma global, pero mal, con incorrecciones y lentitud, utilizamos el método FONEMÁTICO junto con el GLOBAL, palabra por palabra, hasta ir tomando mayor velocidad en la lectura.

Como se puede ver, en el paciente afásico, siempre utilizamos el método FONEMÁTICO para corregir su lectura, pues la lesión cerebral que causó la afasia, también altera, tanto la discriminación cerebral auditiva de los sonidos del lenguaje oral, como la discriminación visual de las letras, y el método fonemático es el más indicado para tratar de corregir ésta situación, según nuestra experiencia.

7.- USO DE LA MANO IZQUIERDA PARA ESCRIBIR: cuando la lesión cerebral causante de la afasia, provoca también parálisis de la mano derecha, impotencia funcional de la mano que el paciente utilizaba para escribir, es necesario enseñarlo a ESCRIBIR CON LA MANO IZQUIERDA; para ello, le indicamos primero, una serie de ejercicios para mejorar la coordinación de los movimientos finos de la mano izquierda, tal como ejercicios de pre-escritura. Luego lo iniciamos en la escritura de las letras, empezando por las VOCALES, sobre todo partiendo de la O que es la más fácil de escribir, después las CON-

SONANTES y seguimos con la formación de SÍLABAS, PALABRAS y ORACIONES.

RESULTADOS DE LA TERAPIA DEL LENGUASJE EN LA AFASIA:

La terapia del lenguaje es beneficiosa en la afasia; sin embargo, los resultados obtenidos son variables de acuerdo con los casos, dependiendo ese resultado, principalmente de la magnitud, y extensión del daño cerebral: a mayor extensión, menor recuperación del lenguaje oral y viceversa.

EL PRONÓSTICO en la afasia, depende de las variantes siguientes:

a.- TIPO DE AFASIA: en la SENSORIAL (de comprensión) y en la mixta (o global), generalmente los resultados no son muy buenos; en cambio, en la MOTORA o EXPRESIVA, generalmente la recuperación del lenguaje es buena, por lo que el PRONIÓSTICO ES BUENO, en estos casos.

b.- CAUSA DE LA AFASIA: cuando la causa que ocasionó la afasia provoca daños extensos en el cerebro, (HEMORRAGIA CEREBRAL, por ejemplo), generalmente los resultados obtenidos con la terapia del lenguaje, no son muy buenos, en cambio cuando la causa provoca daños localizados en el cerebro, como en la EMBOLIA CEREBRAL por ejemplo, la recuperación del lenguaje generalmente es buena, el pronóstico es BUENO.

c.- EDAD DEL PACIENTE: en la medida que avanzamos en edad, nuestras células nerviosas cerebrales van INVOLUCIONANDO, se van dañando espontáneamente y como la terapia del lenguaje estimula las células nerviosas del hemisferio cerebral no dañado por la lesión causante de la afasia, para tratar de restaurar las funciones perdidas, si estas células nerviosas están dañadas, responden poco al tratamiento, por lo tanto, en los pacientes de EDAD AVANZADA, 70-80 años, generalmente los resultados obtenidos no son muy buenos, en cambio la recuperación que se logra en los pacientes jóvenes es buena, por lo cual en estos casos, el pronóstico es BUENO.

d.- PÉRDIDA O NO DEL ESQUEMA CORPORAL: cuando el paciente no es capaz de reconocer su cuerpo, es porque generalmente la lesión cerebral causante de la afasia es grave; cuando comprobamos que no reconoce su cuerpo, suponemos un MAL PRONÓSTICO; en cambio, cuando conserva el esquema corporal, suponemos un BUEN PRONÓSTICO.

e.- PERSONALIDAD DEL AFÁSICO: algunos autores como EISENSON (1971) consideran que el tipo de personalidad del paciente juega un papel importante en la rehabilitación. Así vemos, como los extrovertidos, que tienen niveles de aspiración modestos, logran recuperarse mayores; en cambio los introvertidos, con mayores niveles de aspiración, con características psicóticas, logran recuperaciones menores.

Sin embargo, como en la medicina 2 x 2 no es 4, los resultados no son siempre predecibles, la TERAPIA DELLENGUAJE EN LOS AFÁSICOS DEBE HACERSE EN TODOS LOS CASOS; a veces, por las condiciones del paciente, consideramos que tiene mal pronóstico, y sin embargo, al realizar la terapia del lenguaje, nos llevamos la agradable sorpresa, que el enfermo tiene una recuperación satisfactoria; otras en cambio, consideramos que tiene buen pronóstico, y sin embargo, los resultados no son tan positivos.

Otra razón importante para realizar la terapia del lenguaje en todos los afásicos, es que como ellos se dan cuenta de su impotencia, pues generalmente se les altera poco el lenguaje interior y su capacidad intelectual, están conscientes de su problema y si no se les intenta rehabilitar, no se les somete a terapia del lenguaje, PUEDEN CONSIDERAR QUE SUS FAMILIARES NO HAN COLABORADO CON ÉL, no han querido ayudarlo a superar su problema. En cambio sí a pesar que la terapia del lenguaje no logra su recuperación, el paciente por lo menos ha visto que sus familiares han cumplido con el deber de ayudarlo, han tratado por todos los medios de lograr su rehabilitación, pero no han podido. Esto es importante para el paciente, saber que sus familiares lo quieren ayudar a recuperarse, lo cual influye en sui estado de ánimo.

En conclusión, los que trabajamos en éste tipo de problema, podemos afirmar categóricamente, que la TERAPIA DEL LENGUAJE EN LOS AFÁSICOS ES EFECTIVA EN LA GRAN MAYORÍA DE LOS CASOS; hemos tenido pacientes que han llegado a nuestra consulta, 1-2 años después de haberse instalado su cuadro afásico, sin haber recuperado espontáneamente el lenguaje, y que al recibir la terapia, han restaurado el habla. La experiencia nos ha demostrado, que siempre hay mejoría en el paciente afásico, al recibir terapia del lenguaje.

Demás está decir que, durante el tratamiento, debemos ser muy comprensivos, cariñosos con el paciente, para ganarnos su confianza, pues por el estado depresivo en que se encuentra, por su irritabilidad, si él no siente que de verdad nos importa su desgracia, que le queremos resolver su problema, nos puede rechazar, se puede retirar del tratamiento, perdiéndose en esa forma, la oportunidad para lograr su rehabilitación.

Pronóstico en la afasia

1.- Tipo de afasia	Motora: bueno Sensorial: malo Mixta: malo a regular
2.- Causa de Afasia	Daños extensos en cerebro: malo Daños localizado en cerebro: bueno
3.- Edad del Paciente	Jóvenes: bueno Edad avanzada: malo
4.- Esquema Corporal	Conservado: bueno Perdido: malo
5.- Personalidad Del paciente	Introvertidos Psicóticos: malo Extrovertidos: bueno

Resumen del estudio realizado por los doctores Gabriel Arismendi Morillo y Dagoberto E. Bermúdez V., titulado: *Afasia: Aspectos Clínicos y Manejo Terapéutico. Análisis de 54 Casos.*

Esta investigación prospectiva y analítica, hecha con la finalidad de valorar la efectividad de la terapia del lenguaje en los pacientes afásicos que asistieron entre los años 1988 y 1994 al Centro Médico, dirigido por el médico foniatra Dr. Dagoberto E. Bermúdez V., asesor de esta investigación.

A los 54 pacientes estudiados se les realizó una historia clínica, examen neurológico, psicológico, el lenguaje oral y audiológico, se les indicó a cada uno terapia del lenguaje por lo menos tres (3) meses consecutivos y/o hasta que cumpliesen con los criterios de alta, a saber: 1.- Readquisición del lenguaje oral; 2.- Recuperación de la comprensión al lenguaje oral; 3.- Esquema corporal integrado; y 4.- Recobro de la lectoescritura.

Sólo a 19 pacientes seles pudo realizar el seguimiento completo hasta cumplir con los criterios de alta mencionados anteriormente; el resto abandonó la terapia por causas ajenas a la responsabilidad médica, lo cual es frecuente en este tipo de enfermo.

La terapia se realizó por un mínimo de tres (3) meses, (promedio 7,2 meses) y un máximo de 19 meses. Como se puede apreciar, esta terapia es altamente efectiva, ya que todos los pacientes que fueron sometidos a este método de rehabilitación del lenguaje recobraron al menos los cuatro parámetros considerados como criterios de alta, reincorporándose así en buenas condiciones en su entorno familiar y social, por lo tanto, se sugiere que siempre debe intentarse rehabilitar al afásico mediante terapia del lenguaje.

DIFICULTADES EN EL APRENDIZAJE DE LA LECTURA Y DEL LEGUAJE ESCRITO

Para saber leer y escribir, es necesario aprender: pero, existen VARIAS CAUSAS, por las cuales al niño se le DIFICULTA EL APRENDIZAJE DE LA LECTURA Y DEL LENGUAJE ESCRITO. Según EISEMBERG, éstas causas que dificultan el aprendizaje de la lectura y del lenguaje escrito, se pueden reunir en dos grandes grupos:

A.- SOCIOPSICOLÓGICAS
Causas que dependen del medio ambiente que rodea al niño:
1.- Deficiencias cualitativas y cuantitativas de la enseñanza (maestro-alumno-medio-educacional)
2.- Deficiencias de la estimulación cognoscitiva (apresto)
3.- Deficiencias en motivación:
a.- Patología social (padres y maestros)
b.- Psicopatología del niño

B.- FISIOPSICOLÓGICAS
Causas que dependen del niño en sí: en este caso, es el jovencito quien presenta dificultad:
1.- Debilidad general (por enfermedades, hambre)
2.- Defectos sensoriales (visión, audición)
3.- Dislexia
4.- Disfunción cerebral mínima (déficit de atención con o sin hiperactividad)
5.- Retardo mental

A.- SOCIOPSICOLÓGICAS: causas que dependen del medio ambiente que rodea al niño: el chico en sí no tiene problemas.
    1.- DEFICIENCIAS CUALITATIVAS Y CUANTITATIVAS DE LA ENSEÑANZA (maestro-alumno-medio educacional): la enseñanza que recibe el chico es deficiente, por lo cual se le dificulta el aprendizaje. Con respecto al MAESTRO, se refiere Eisemberg, al docente que no enseña a sus alumnos, poco motivador, sin vocación, que no se dedica por completo a cumplir con sus obligaciones; al maestro mal preparado que no sabe enseñar a sus alumnos.
    En tanto que respecto al ALUMNO, se refiere Eisemberg, a la inasistencia a clases por largos períodos, el ingreso tardío a la escuela, pues en la medida que el alumno ingrese más tarde al aula de clases, le será más

difícil su aprendizaje. La mejor edad para ingresar a la escuela básica, es a los seis (6) años de edad mental, ya que a esa edad, está maduro para recibir la enseñanza de la lectoescritura.

El MEDIO EDUCACIONAL también puede ser negativo al aprendizaje; el EXCESO DE ALUMNOS por aula, es perjudicial, pues la educación debe hacerse lo más individualmente posible, para atender las necesidades individuales de cada alumno, lo que no puede hacerse, cuando el maestro tiene muchos niños en el aula de clases: internacionalmente está aceptado que no debe haber más de treinta (30) alumnos por aula, lo cual no es respetado en muchas de nuestras escuelas. La inadecuada construcción de las escuelas también puede influir negativamente en la enseñanza: aulas de clases, que se comunican entre sí, permiten que la clase que imparte un maestro se oiga en el aula vecina, lo cual interfiere el aprendizaje.

2.- DEFICIENCIAS DE LA ESTIMULACIÓN COGNOSCITIVA (APRESTO):
Como fue expuesto en el capítulo correspondiente a la IMPORTANCIA DE LA EDUCACIÓN PREESCOLAR EN EL APRENDIZAJE DEL LENGUAJE ESCRITO, el APRESTO juega un papel muy importante en el aprendizaje del lenguaje escrito, pues mediante juegos al niño se le entrena en una serie de capacidades que son básicas para este aprendizaje, y así vemos como, el NIÑO MAL APRESTADO, QUE NO HA LOGRADO ESTABLECER LAS NOCIONES PERCEPTUALES, ESPECIALMENTE LAS REFERENTES AL TIEMPO Y AL ESPACIO, CON SEGURIDAD TENDRÁ DIFICULTAD EN EL APRENDIZAJE DE LA LENGUA ESCRITA.

3.- DEFICIENCIAS EN MOTIVACIÓN: Para cualquier tipo de aprendizaje, la motivación juega un papel muy importante; si el alumno no tiene interés en los estudios, no aprende. La falta de interés por los estudios, puede ser debido a:

a.- UNA PATOLOGÍA SOCIAL (PADRES Y MAESTROS): para cualquier aprendizaje es necesario estar motivado, tener interés en lo que se va aprender; en la motivación del alumno, influye tanto los padres como los maestros. Sin embargo, existen PADRES, que influyen negativamente en la motivación del estudiante, que no le despiertan el interés por los estudios y que al contrario, trasmiten a sus hijos sentimientos negativos hacia la escuela, por lo que el niño, asiste al aula de clases pero sin ningún interés. "Hijo yo gano suficiente dinero en mi taller, sin haber ido a la escuela, por lo que tú debes aprender el trabajo que realizamos aquí y así asegurarás tu futuro económico", son expresiones frecuentes.

Por su parte, algunos MAESTROS, con su mal trato hacia el alumno, tanto de palabras como físico, hace que éste pierda interés en los estudios, no quiera ir a la escuela.

b.- A una PSICOPATOLOGÍA del niño, o sea, a TRASTORNOS EMOCIONALES, los cuales generalmente son ocasionados por problemas dentro de su familia: peleas entre padres, el divorcio, etcétera. El niño presenta permanentemente una preocupación en su mente, que no le permite concentrarse, no cumple con sus obligaciones escolares. El joven no tiene dificultades en el aprendizaje, sino que no se dedica a sus estudios, por estar ocupado en sus problemas.

B.- FISIOPSICOLÓGICAS: el niño en sí tiene problemas que le dificultan el aprendizaje.

1.- DEBILIDAD GENERAL: causada por enfermedades crónicas, hambre; la debilidad general de su cuerpo, no le permite concentrarse en sus estudios.

2.- DEFECTOS SENSORIALES: es decir, pérdida de la VISIÓN y de la AUDICIÓN, pues se aprende a leer y escribir a través de los sentidos de la audición y la visión; si el alumno oye mal, puede escribir mal y si tiene pérdida parcial de la visión, puede leer mal.

3.- DISLEXIA: la dislexia representa una entidad cuya característica más importante es la dificultad para el aprendizaje del lenguaje escrito, en niños que poseen un normal rendimiento del mecanismo mental y a quienes no se les demuestran anormalidades neurológicas.

El término DISLEXIA procede del prefijo "dis" que significa negación, contrariedad, imperfección, dificultad y de la palabra griega "lexis" que significa habla, del griego "legein", hablar, relativo a las palabras, por lo que la palabra DISLEXIA significa "DIFICULTAD CON LAS PALABRAS" y en este sentido, la dislexia, se refiere a la lectura así como la escritura.

La DISLEXIA es pues, un trastorno específico del aprendizaje del lenguaje escrito, que se caracteriza por una LECTURA LABORIOSA, INCORRECTA, A VECES IMPOSIBLE DE ESCTRUCTURAR, LENTA, DE NULA COMPRENSIÓN que además se acompaña de fallas en la memorización, poca capacidad de concentración, dificultad para el establecimiento de las nociones perceptuales y para el aprendizaje del cálculo matemático. El aspecto central en la DISLEXIA, lo constituye el trastorno al leer y escribir, del cual ha tomado el nombre, pero el problema disléxico, INCLUYE TAMBIÉN TRASTORNOS EN EL DESARROLLO Y EN LA EVOLUCIÓN DE OTRAS CAPACIDADES DISTINTAS A LAS DE LEER Y ESCRIBIR, como por ejemplo, la DESORIENTACIÓN EN TIEMPO Y ESPACIO, que afecta al individuo en otras tareas distintas de las que precisan del lenguaje escrito.

En la dislexia, existe una función alterada de las habilidades simbólicas y perceptivas, que se manifiesta por una lectura deficiente; el disléxico presenta una incapacidad para procesar los símbolos del lenguaje. Según Roudinesco, el disléxico presenta una dificultad en la comprensión, interpretación y la utilización de los símbolos del lenguaje.

3. 1.- CARACTERÍSTICAS DE LA DISLEXIA: varias son éstas características:

a.- Su manifestación más importante, es la DIFICULTAD PARA APRENDER A LEER Y ESCRIBIR; la lectura del disléxico es incorrecta, a veces imposible de estructurar, observándose sustitución de una letra por otra, omisión o agregado de una o varias letras, transformación de palabras y sobre todo, inversión o rotación de letras o palabras (d x b, el x le, sol x los, d x p, u x n, etcétera).

Lo más característico de la dislexia, es la persistencia de las TRANSFORMACIONES Y LAS INVERSIONES O ROTACIONES DE LETRAS O PALABRAS AL LEER Y ESCRIBIR; por esto, los maestros y padres de los estudiantes, pueden sospechar la existencia de una dislexia, en los alumnos que tengan problemas en el aprendizaje y que presenten estas incorrecciones al leer y escribir.

Los disléxicos son muy lentos al leer y escribir, por lo cual es difícil realizar sus obligaciones escolares dentro del límite de tiempo asignado por los maestros. Como consecuencia de las incorrecciones y la lentitud al leer, son incapaces de COMPRENDER lo que ellos mismos leen, pero si pueden comprender lo que otros leen para ellos.

b.- Una de las características más importantes del disléxico y que principalmente explican el porqué de sus incorrecciones al leer y escribir, es la ALTERACIÓN PERCEPTUAL VISUAL Y/O AUDITIVA: en ellos está alterada la DISCRIMINACIÓN AUDITIVA de los fonos que comprenden el lenguaje oral, confundiéndolos, no pudiendo captar pequeñas diferencias entre ellos, no comprendiendo el significado de las palabras, ni darle significado a lo que oyen, por lo que al tomar un dictado, presentan las incorrecciones descritas anteriormente.

La percepción visual, también está alterada, confundiendo letras, sin poder captar diferencias entre ellas ni dar significado a lo que ven.

c.- ATENCIÓN LABIL Y DISPERSA: ellos posee capacidad de concentración, se distraen fácilmente sobre todo al ejercitar la lectura.

d.- FALLAS EN LA MEMORIZACIÓN: poseen poca capacidad de recordación, olvidan fácilmente las enseñanzas recibidas.

e.- ORTOGRAFÍA DEPLORABLE: como ellos gastan toda su energía en descifrar las letras que ven, no recuerdan cómo se escriben y por eso, cometen muchos errores ortográficos.

f.- CONFUSIÓN DERECHA – IZQUIERDA: se les dificulta reconocer derecha-izquierda, tanto en ellos como en otra persona, lo cual se observa desde el pre-escolar;

ésta confusión derecha-izquierda les trae problemas para identificar las letras, pues unas letras tienen conformaciones que están en el lado izquierdo, mientras que otras la tienen en el lado derecho.

g.- DESORIENTACIÓN TEMPORO ESPACIAL: les cuesta orientarse en el tiempo y el espacio; con respecto al TIEMPO, se les dificulta diferenciar lo que va ANTES de lo que va DESPUÉS; ayer, hoy y mañana; los días de la semana. Como al escribir se requiere de un ORDENAMIENTO TEMPORAL DE LAS LETRAS, unas van ANTES y otras DESPUÉS, si el niño no es capaz de diferenciar antes-después, tendrá problemas para diferenciar las letras, para ordenarlas.

En cuanto a la orientación ESPACIAL, a los disléxicos se les dificulta diferenciar ARRIBA-ABAJO, DELANTE-ATRÁS, ALOS LADOS, lo cual les trae problemas para diferenciar las letras, pues unas tienen conformaciones hacia arriba, otras hacia abajo, etcétera.

h.- PROBLEMAS EN EL CÁLCULO MATEMÁTICO: es frecuente que el disléxico, presente problemas para realizar el cálculo matemático, lo que se llama DISCALCULÍA. J. Feldman, investigador argentino, considera siete tipos de errores en el cálculo matemático.

1.- Falta de concepto numérico:

a.- Incapacidad para realizar cálculos mentales necesitando ayuda concreta (uso de los dedos por ejemplo).

b.- Dificultad para manejar unidades, decenas y reagrupar o compensar órdenes en la suma y resta.

2.- Dificultades temporo-espaciales:

a.- Inversión numeral: F x 7, Ɛ x 5, E x 3.

b.- Inversión del orden numérico: 85 x 58, 62 x 26.

c.- Falla en la colocación numérica con la debida relación espacial:

$$72 + \qquad \text{en vez de } 72 +$$
$$3 \qquad\qquad\qquad 3$$

d.- Operar en orden inverso:

$$61 + \qquad 32 +$$
$$32 \qquad\quad 61$$

3.- Dificultad en figura fondo: sumar en vez de restar, multiplicar en vez de dividir, a pesar de conocer los conceptos de las operaciones; a veces pueden descubrir el error ellos mismos.

4.- Fallas lingüísticas: dificultades para comprender un problema escrito, lo que el disléxico puede solventar cuando otra persona lee el problema.

5.- Errores extraños o insólitos por desconocimiento de las relaciones que participan en una operación aritmética.

805 -
309

El 5 como es menor que el 9, el alumno debe pedirle prestado al 0, pero no lo hace así, sino que le pide prestado al 8, porque según él, "el 0 no tiene nada que prestar".

6.- Dificultades de sobre estimulación: la operación está llena de errores, debido a su longitud: el disléxico puede hacer bien las operaciones cortas pero falta en las largas.

749 +   856973 x
38   68
BIEN   MAL

7.- Fallas mnésicas: dificultad para recordar tablas de sumar, restar, multiplicar, pese a conocer los conceptos numéricos y dichas operaciones.

INCIDENCIA DE LA DISLEXIA:
La mayoría de los investigadores, considera que alrededor de 10% de los niños, presenta dislexia.
Halgreen 10%
Quiroz en Buenos Aires 14%
Myklebust 5-10%
En Dinamarca 11%
Dale Jordan 10-15%

CAUSAS DE LA DISLEXIA:
Se le desconoce la causa; sin embargo, la gran mayoría considera que su causa no es una lesión cerebral,

sino anomalías en los circuitos cerebrales responsables de la coordinación visuo-auditivo verbales que aseguran el acto complejo de la percepción y de la inteligencia del lenguaje escrito.

Aunque se desconozca la causa que ocasiona la dislexia, al docente lo que le interesa es resolverle el problema disléxico, lo que puede hacer en el aula de clases y la orientación que pueda darle a los padres del alumno, para que éste resuelva su problema de aprendizaje.

TIPOS DE DISLEXIA:

Los disléxicos generalmente presentan síntomas diferentes entre sí; según predominen en ellos las alteraciones perceptuales visuales o auditivas, se puede dividir la dislexia, en VISUAL y AUDITIVA.

a.- DISLEXIA VISUAL: se caracteriza por la dificultad para identificar los signos del lenguaje impreso, discriminar las letras que ve; el problema es al tratar de leer. En este tipo de dislexia, el niño ve bien, no presenta pérdida de la visión, sino que se le dificulta la interpretación adecuada de lo que ve, por lo cual con frecuencia confunde a maestros y padres, quienes creen que tiene problemas en la visión.

En la Dislexia Visual, el alumno al leer, presenta las INCORRECCIONES descritas anteriormente cuando expusimos las características de la dislexia: sustitución de una letra por otra, omisión y agregado de letras, transformación de palabras y sobre todo, inversión o rotación de letras o palabras: (d x b, d x p, u x n, el x le, sol x los, etcétera).

b.- DISLEXIA AUDITIVA: el principal problema en este tipo de dislexia, es la dificultad que tiene el chico para discriminar en el cerebro, los sonidos del lenguaje oral o fonos que oye, confundiéndolos, no pudiendo identificar diferencias leves entre las vocales y las consonantes, por lo cual les es imposible asociar los fonos con las respectivas letras. En la Dislexia AUDITIVA, la audición del joven es normal; lo que se le dificulta es la identificación de los fonos que oye. El principal problema, a se le plantea al disléxico AUDITIVO, al momento de tomar un dictado.

El disléxico auditivo, AL TOMAR UN DICTADO, presenta las INCORRECCIONES descritas anteriormente cuando expusimos las características de la dislexia: sustitución de una letra por otra, omisión y agregado de letras, aglutinación de palabras, y sobre todo, la transformación de palabras y la inversión o rotación de letras o palabras, que persisten (b x d, p x b, el x le, al x la, sol x los, etcétera).

Son muy lentos al tomar un dictado, por lo que se quedan rezagados con respecto al grupo de alumnos; su ortografía es deficiente, pues por dificultad perceptiva, no pueden recordar cómo se escriben las palabras.

El oído musical de los disléxicos auditivos, no es bueno, lo que les trae problemas con los maestros de canto y música, pues se les dificulta reproducir las notas musicales.

Frecuentemente, el disléxico auditivo presenta DISGRAFÍA, o sea la dificultad para escribir de una manera legible, por la tendencias al trazado incorrecto de formas, direcciones y tamaño de las letras y al uso de una presión inadecuada al escribir; en la disgrafía, las letras aparecen de forma distorsionada, de tamaño y bordes irregulares, poco uniformes. La DISGRAFÍA no solamente puede aparecer en la DISLEXIA, sino también en las LESIONES CEREBRALES Y CEREBELOSAS.

Los DISGRÁFICOS, tienden a escribir los trazos circulares de las letras en sentido inverso a lo habitual, siguiendo el movimiento de las agujas del reloj, lo cual les dificulta para escribir en letra cursiva, pues las letras se encuentran unidas entre sí.

A veces, el disgráfico, en vez de escribir las palabras de izquierda a derecha, que es lo normal, lo hace de derecha a izquierda , presentando lo que se llama "ESCRITURA EN ESPEJO" llamada así, porque se puede leer al colocarla frente a un espejo.

DIAGNÓSTICO DE LA DISLEXIA:
Para llegar al diagnóstico, se le deben realizar al alumno, una serie de exámenes que permitan conocer toda la

problemática que presenta: sus deficiencias, por lo cual debe ser evaluado por un equipo multidisciplinario, que incluya PATÓLOGOS DEL LENGUAJE (foniatra y terapista del lenguaje), NEURÓLOGO, PSICÓLOGO, PSICOPEDAGOGO. Estos exámenes que se deben realizar a un alumno con problemas en el aprendizaje son los siguientes: historia clínica pedagógica, del lenguaje oral, psicológico, neurológico físico, psicopedagógico, audiológico, oftalmológico y si el caso lo requiere, otros exámenes complementarios como un E.E.G. tomografía cerebral, TAC cerebral.

a.- LENGUAJE ORAL: este examen es normal, pues la dislexia es "UN TRASTORNO ESPECÍFICO DEL LENGUAJE ESCRITO", por lo cual el disléxico no tiene por qué presentar trastornos en su lenguaje oral, salvo que presente otra causa que le altere su habla.

b.- EXAMEN NEUROLÓGICO FÍSICO: en la dislexia, no se detecta NINGUNA PATOLOGÍA CEREBRAL, por lo que este examen ni ningún otro neurológico, demuestran alteraciones neurológicas en el disléxico.

c.- EXAMEN PSICOLÓGICO: el disléxico posee un buen rendimiento del mecanismo mental, por lo que las pruebas psicológicas que se le realicen, ponen de manifiesto su buen desarrollo intelectual; en cambio, las pruebas perceptiva-motoras como la de BENDER, demuestran las alteraciones perceptivo visuales que él presenta, especialmente, la tendencia a la INVERSIÓN de figuras.

d.- HISTORIA CLÍNICO-PEDAGÓGICA: el motivo de la consulta puede ser, un niño con bajo rendimiento escolar, que no aprende a leer y escribir. La historia de su escolaridad puede ser tumultuosa, con repetición de grados. El embarazo, el parto, la maduración motriz y los antecedentes personales son normales en la dislexia.

e.- EXAMEN PSICOPEDAGÓGICO: esta prueba recoge las alteraciones características del disléxico: su poca capacidad de concentración y memorización, las incorrecciones de su lectoescritura, especialmente la transformación de palabras y la inversión o rotación de letras o palabras, las fallas en el cálculo matemático.

f.- EXAMEN AUDIOLÓGICO: la audición de los disléxicos es normal, por lo cual la audiometría tonal que se le realiza, arroja resultados normales, lo que está alterada en la dislexia auditiva, es la discriminación, identificación de los fonos que oye.

DIAGNÓSTICO DIFERENCIAL:

La dislexia se puede confundir con el RETARDO MENTAL, LA DISFUNCIÓN CEREBRAL MÍNIMA y la INMADUREZ PARA LA LECTO-ESCRITURA, pues el examen psicopedagógico puede mostrar características muy parecidas en estas entidades, ya que en ellas es común, las incorrecciones al leer y escribir, especialmente la transformación de palabras y las inversiones de letras y palabras, las fallas en el cálculo matemático. Lo que aclara el diagnóstico, es la realización de los exámenes descritos en el párrafo correspondiente al diagnóstico de la dislexia.

En la INMADUREZ PARA LA LECTO-ESCRITURA y con cierta frecuencia, cuando el alumno se INICIA en el aprendizaje de la lengua escrita, se pueden observar incorrecciones al leer y escribir, similares a las del disléxico, pero que luego DESAPARECEN ESPONTÁNEAMENTE con el tiempo; en cambio en la dislexia, estas incorrecciones, especialmente las inversiones, PERSISTEN, siendo esta persistencia lo que más caracteriza a ésta entidad..

En la DISLEXIA, el examen neurológico físico no detecta patología cerebral, en cambio en el RETARDO MENTAL Y EN LA DISFUNCIÓN CEREBRAL MÍNIMA, si puede detectar patología cerebral, especialmente los llamados signos blandos.

El electroencefalograma en el disléxico, debe ser normal, en cambio en la DISFUNCIÓN CEREBRAL MÍNIMA y en el RETARDO MENTAL, puede ser normal o estar alterado.

Tanto en la DISLEXIA como en la DISFUNCIÓN CEREBRAL MÍNMA,las PRUEBAS PSICOLÓGICAS demuestran un buen rendimiento del mecanismo mental del iño; en cambio en el RETARDO MENTAL, estas pruebas ponen de manifiesto un rendimiento del mecanismo mental por debajo de la normalidad. Las pruebas perceptivo visuales como la de BENDER, pueden mostrar alteraciones perceptivas, tanto en la DISLEXIA, como en la D.C.M. y en el RETARDO MENTAL.

DISFUNCIÓN CEREBRAL MÍNIMA

La D.C.M. consiste en LA PERTURBACIÓN DE LA ACCIÓN PROPIA DEL CREBRO, ALTERÁNDOSE FUNCIONES SUPERIORES DEL HOMBRE: es una causa importante de dificultades en el aprendizaje del lenguaje escrito. El término DISFUNCIÓN procede del prefijo "DIS" que denota NEGACIÓN, IMPERFECCIÓN, PERTURBACIÓN y de la palabra "FUNCIÓN" que significa "ACCIÓN PROPIA DE CUALQUIER PARTE U ÓRGANO".

En la D.C.M. no se perturba el rendimiento del mecanismo mental, por lo cual el joven presenta INTELIGENCIA NORMAL. La Asociación Americana de Psiquiatría en 1987 la definió "Trastorno por déficit de atención con o sin hiperactividad". Nosotros preferimos continuar llamándola D.C.M.

CARACTERÍSTICAS DE LA D.C.M.

1.- Atención lábil y dispersa: en el 100% de los casos; el niño con D.C.M. tiene poco dominio de la capacidad de concentración; se distrae fácilmente lo que dificulta su aprendizaje en general. Esta es una de las características más importantes de esta afección.

2.- Lecto-escritura deficiente: un alto porcentaje de niños con D.C.M. presentan dificultades en el aprendizaje del lenguaje escrito, que según algunos investigadores, como la Dra. María A. Rebollo, de Uruguay, corresponde a un porcentaje de un 75% de los casos.

La D.C.M. puede ocasionar, fallas perceptuales tanto auditivas como visuales que le perturban la discriminación de las letras que ve y de los sonidos del lenguaje que oye, lo cual le ocasiona dificultades para aprender a leer y escribir, pudiéndose observar INCORRECCIONES tales como la SUSTITUCIÓN de una letra por otra, OMISIÓN, AGREGADO de letras, TRANSFORMACIÓN de palabras y especialmente la INVERSIÓN O ROTACIÓN de letras o sílabas (d x b, n x u, b x p, p x q, m x w, la x al, el x le, se x es, etcétera). Estas incorrecciones que se observan en el niño con D.C.M. PERSISTEN, al igual que en la dislexia, por lo que deben ser corregidas para que el alumno pueda disponer de una lectura correcta que le permita aprender.

Como consecuencia de las incorrecciones, estos niños son muy LENTOS al leer y escribir, por lo cual no pueden concluir su trabajo en el aula, dentro del límite de tiempo asignado por los maestros, lo que les trae problemas a ellos.

Debido a las INCORRECCIONES y a la LENTITUD, la COMPRENSIÓN de la lectura es muy POCA o NULA, lo que no les permite aprender de lo leído.

3.- Problemas en la adquisición del lenguaje oral: frecuentemente el chico con D.C.M. se le dificulta adquirir el lenguaje oral, se tarda para hablar, necesitando muchas veces, terapia del lenguaje para desarrollar el habla.

4.- Hiperactividad: una excesiva actividad motriz en el niño (OUNSTED 1955), con una conducta social inapropiada.

Según Hertzid, Borther y Birch (1969), el 21% (veintiuno %) de los jóvenes con problemas específicos en el aprendizaje son hiperactivos.

Es necesario diferenciar la hiperactividad PRIMARIA, causada por una lesión cerebral, de la hiperactividad SECUNDARIA, causada por problemas emocionales del niño, bien sea para llamar la atención, eludir tareas desagradables para él, para molestar; se puede lograr la diferenciación, porque en la hiperactividad PRIMARIA, el niño SIEMPRE presenta una excesiva actividad motriz, en cualquier circunstancia, en cualquier sitio, en cambio en la hiperactividad SECUNDARIA, puede permanecer QUIETO cuando así lo desee.

5.- Incoordinación motora tanto gruesa como fina: marcha torpe, temblores, torpeza al escribir, utilizando una letra poco uniforme, poco inteligible.

6.- Memorización deficiente: fallas en la capacidad de recordación; olvidan fácilmente las enseñanzas recibidas de los docentes, lo que representa una seria dificultad para su aprendizaje.

7.- Dislateralidad: a estos chicos se les dificulta reconocer derecha-izquierda en ellos y otra persona, lo que los lleva a presentar problemas en la lectoescritura, pues las letras se conforman con elementos que van, unos a la derecha y otros a la izquierda, y si no diferencia bien la derecha de la izquierda, puede confundir letras.

8.- Equilibrio deficiente: lo que les dificulta el aprendizaje en general, pues si no hay buen equilibrio, si no hay buen dominio del cuerpo, el niño por estar pendiente de su cuerpo, no puede ir más allá de él, no puede tener buen dominio de la capacidad de concentración, lo cual es fundamental para el aprendizaje.

9.- Fallas en la integración perceptual: especialmente en la percepción visual y auditiva, por lo que confunden, distorsionan las letras y los fonos, lo cual los lleva a tener dificultades para aprender a leer y escribir.

10.- Examen neurológico físico alterado: al realizar un examen neurológico físico con D.C.M. podemos detectar asimetría, viveza o disminución de los reflejos, ligero aumento o disminución del tono muscular: temblores, fallas en el equilibrio, asimetría del tono muscular; en fin, los llamados signos blandos.

INCIDENCIA DE LA D.C.M.

Es variable de acuerdo a los investigadores: algunos consideran que alrededor del 10% de los niños y adolescentes presentan D.C.M. Algunos dan un porcentaje de 11%, otros del 1-20%. En el VI Congreso Latinoamericano de Neurología Infantil que se desarrolló en Caracas en noviembre de 1984, se consideró una incidencia alrededor del 10%.

CAUSAS DEL D.C.M.

Las causas que originan la D.C.M. pueden sucederse durante el embarazo de la madre, el parto o durante el desarrollo de la vida del niño.

a.- Embarazo: amenaza de aborto, rubéola, ciertos medicamentos, incompatibilidad Rh, eclampsia, anemia de la madre, etcétera.

b.- Parto: un parto distócico por cualquier causa: estrechez pélvica, falta de contracciones del útero, aplicación de fórceps, vacuum, etcétera.

c.- Desarrollo del niño: traumatismos craneoencefálicos, meningoencefalitis, convulsiones.

EL ELECTROENCEFALOGRAMA EN EL D.C.M.

El E.E.G. puede ser normal o estar alterado en la D.C.M.; según Filskov y Goldstein (1974), solamente un 50% de los casos de D.C.M. diagnosticada previamente presenta alteraciones en el E.E.G.

En cambio se ha comprobado que alrededor de un 20% de las personas normales, presentan patrones anormales en el E.E.G. (Clínica Mayo 1976).

Por lo tanto, "un E.E.G. normal no significa necesariamente que ese cerebro esté intacto, sino un cerebro que no denota anormalidades en el E.E.G".

DIAGNÓSTICO DE LA D.C.M.

Para saber si la causa que ocasiona la dificultad en el aprendizaje del lenguaje escrito de un alumno, es una D.C.M. se le debe realizar una serie de exámenes que incluye una historia clínica pedagógica, exámenes del lenguaje oral, psicológico, neurológico físico, psicopedagógico, audiológico, oftalmológico, y si es necesario, otros exámenes complementarios como el E.E.G. etcétera.

A.- Historia clínica-pedagógica: puede arrojar datos importantes, que nos conduzcan hacia el diagnóstico, hacia la causa que originó el problema.

1.- Motivo de consulta: como a la mayoría de los niños con D.C.M. les cuesta aprender el lenguaje escrito, el motivo de consulta puede ser precisamente que se le dificulta aprender a leer y escribir, se distrae en clases, no memorice, que en general, no rinda en sus estudios.

2.- Escolaridad: lo más frecuente, es que el chico sea llevado a la consulta del especialista, mientras cursa los primeros tres grados de la educación básica; puede haber repetido grados o no, pero generalmente los padres refieren que ha sido un mal alumno. A veces, estos nos informan, que mientras su hijo estudió en el pre-escolar, los maestros le informaron acerca de las fallas que presentó en el aprendizaje.

3.- Embarazo de la madre: pudo haber sido normal o patológico, a veces la madre refiere haber padecido una enfermedad durante el embarazo, que pudo haber causado la D.C.M. de su hijo.

4.- Parto de la madre: pudo haber sido normal o distócico, que explique la causa que originó la D.C.M. del joven en estudio.

5.- Etapas madurativas del niño: con frecuencia, la D.C.M. causa RETARDO en las etapas madurativas del pequeño, especialmente, en la ADQUISICIÓN DELLENGUAJE ORAL. Normalmente, el niño levanta la cabeza a los 3 meses, se sienta a los 6 meses, se para a los 11 meses, camina a los 12 meses, pronuncia las primeras palabras a los 12 meses, controla el esfínter vesical y anal a los 3 años. Estas etapas madurativas, pueden estar alteradas en la D.C.M. y en el retardo mental.

LEVANTA LA CABEZA: 3 meses
SE SIENTA: 6 meses
SE PARA: 11 meses
CAMINA: 12 meses
PRIMERAS PALABRAS: 12 meses
CONTROL DE ESFÍNTERES: 36 meses

6.- Antecedentes personales del niño en la historia clínica puede aparecer o no, una enfermedad padecida por él, causante de la C.D.M., entre estas enfermedades tenemos la meningitis, un traumatismo craneoencefálico, etcétera.

7.- Antecedentes familiares: la C.D.M. no es hereditaria, por lo que los antecedentes familiares no ofrecen datos importantes en un niño que presente una D.C.M.

B.- Examen del lenguaje oral: el chico que padece una D.C.M., frecuentemente presenta defectos en su lenguaje oral, especialmente presenta defectos en su lenguaje oral, especialmente en la articulación, dislalias, y en la organización del lenguaje.

C.- Examen Psicológico: como en la D.C.M no se perturba el rendimiento del mecanismo mental, las pruebas psicológicas tanto verbales como de ejecución que se le realizan al joven, demuestran que tiene un buen rendimiento del mecanismo mental, que presenta una INTELIGENCIA NORMAL; en cambio, las pruebas perceptivo motoras como la de BENDER, demuestran las alteraciones perceptivas del niño con C.D.M. especialmente la tendencia a la inversión de figuras.

D.- Examen neurológico físico: generalmente encontraremos los signos neurológicos blandos o débiles: fallas en las pruebas de equilibrio estático o dinámico, temblores, asimetría, viveza o disminución de los reflejos, ligero aumento o disminución del tono muscular, asimetría del tono muscular.

Estos signos neurológico blandos, varían de una persona a otra, siendo los referentes a las fallas en las pruebas de equilibrio, los que se detectan con mayor frecuencia.

E.- Examen Psicopedagógico: siempre que le hagamos un examen psicopedagógico a un alumno con C.D.M. vamos a darnos cuenta de su poco dominio de la capacidad de concentración, que se distrae fácilmente y tiene fallas en la memorización. Podemos encontrar fallas en el establecimiento de las nociones perceptuales, especialmente en la orientación temporo-   espacial, así como poco dominio de los movimientos finos de la mano, lo cual es causa de una letra poco inteligible.

La lectura puede ser incorrecta, encontrando al igual que en la dislexia, omisiones, sustituciones y agregados de letras, inversión o rotación de letras y sílabas, transformación de palabras, siendo una lectura lenta y de poca o nula comprensión de lo leído, que no le permite aprender al alumno.

La escritura también puede ser incorrecta, observándose omisiones, sustituciones y agregados de letras, inversiones o rotación de letras y sílabas, transformación de palabras, aglutinación de palabras. El joven es lento al escribir.

También podemos encontrar fallas en el cálculo matemático, pudiendo presentar el alumno, un nivel de conocimiento más bajo que los demás compañeros de su clase.

F.- Examen audiológico: la agudeza auditiva del niño con D.C.M. es normal, pero es necesario advertir que a estos jóvenes que tienen problemas en el aprendizaje, se les debe realizar un estudio audiológico, ya que para aprender es necesario oír bien y si hay pérdida de la audición, por supuesto que el alumno tiene menos posibilidad de aprender.

G.- Examen oftalmológico: la agudeza visual del alumno que presenta D.C.M. es normal, sin embargo cuando un joven lee mal, frecuentemente sus padres creen que la causa de ese problema es una visión defectuosa y llevan al pequeño a una consulta con el oftalmólogo, quien comprueba que su agudeza visual es normal.

DIAGNÓSTICO DIFERENCIAL DE LA D.C.M.

Los problemas en el aprendizaje de la lengua escrita causados por la C.D.M. pueden confundirse con la Dislexia, el retardo mental y la inmadurez para la lectoescritura; el diagnóstico se aclara, al realizar los exámenes descritos en el párrafo correspondiente al diagnóstico.

En la inmadurez para la lectura y con frecuencia cuando el niño se inicia en el aprendizaje de esta, se presentan incorrecciones que desaparecen espontáneamente con el tiempo, en cambio en la C.D.M. estas incorrecciones persisten, hasta tanto sean corregidas con un tratamiento adecuado.

Las pruebas psicológicas en la dislexia y la D.C.M. demuestran que el niño posee un buen rendimiento del mecanismo mental; en cambio en el retardo mental, existe un bajo rendimiento del mecanismo mental. Las pruebas perceptivas visuales como la de Bender, demuestran alteraciones perceptivas, tanto en el D.C.M. como en la dislexia y el retardo mental.

El examen neurológico físico tanto en la D.C.M. como en el retardo mental, es anormal, detectando los llamados signos blandos o débiles; en cambio en la dislexia este examen es normal, no evidencia patología cerebral.

El E.E.G. puede ser normal o estar alterado en la D.C.M. y el retardo mental; en la dislexia es normal.

En los datos que recoge la historia clínica-pedagógica, tanto en la D.C.M. como en el retardo mental, pueden aparecer alteraciones expliquen la causa que originó el problema, las cuales pudieron presentarse en el embarazo o el parto de la madre, en los antecedentes personales del niño. Las etapas madurativas del chico también pueden estar alteradas en la D.C.M. y el retardo mental. En la dislexia los datos que recoge la historia clínica pedagógica, son normales, salvo los referentes a la escolaridad, pues el alumno puede haber repetido grados en la escuela.

El lenguaje oral en la D.C.M. y el retardo mental, puede estar alterado, especialmente la articulación del lenguaje, en cambio en la dislexia, por ser básicamente un problema del lenguaje escrito, no encontramos alteraciones del lenguaje oral.

En el examen psicopedagógico, tanto en la D.C.M. como en la dislexia y el retardo mental, encontramos incorrecciones al leer y escribir, sobre todo la inversión o rotación de letras y sílabas y la transformación de palabras, así como poco dominio de la capacidad de concentración y memorización, fallas en el cálculo matemático y el establecimiento de las nociones perceptuales.

RETARDO MENTAL

Al niño que tiene retardo mental, se le dificulta el aprendizaje del lenguaje escrito, siendo esa dificultad mayor, en la medida en que es más profundo su retardo.

En el chico normal, la edad cronológica y la mental se desarrollan en forma pareja, y así vemos que si tiene cuatro (4) años de edad cronológica, debe tener cuatro (4) años en su edad mental, en cambio, en el retardo mental, la edad mental se va rezagando, se va quedando atrás, con respecto a la cronológica, considerándose que existe un R.M. cuando la EDAD MENTAL ESTA POR DEBAJO DE LA CRONOLÓGICA POR LO MENOS EN 1-5 AÑOS.

Clasificación del R.M.: la Asociación Norteamericana del R.M. lo clasifica en cuatro (4) grandes grupos, de acuerdo al coeficiente intelectual:

a.- Débil mental Fronterizo: 80-60 C.I.

b.- Educable: 60-40 C.I.

c.- Entrenable: 40-20 C.I.

d.- Dependiente o custodiable: C.I. entre 0-20.

Nosotros utilizamos esta clasificación porque permite ubicar al niño con retardo mental, de acuerdo a sus necesidades educativas. También lo clasifican en leve, moderado y profundo.

El coeficiente intelectual (C.I.) se obtiene al dividir la edad mental del niño estudiado, entre su edad cronológica, en meses, y el resultado se multiplica por cien (100).

$$C.I. = \frac{E.M. \times 100}{E.C.}$$

La edad mental se conoce al realizarle pruebas psicológicas.

COMPORTAMIENTO DEL RETARDADO MENTAL EN EL LENGUAJE: el retardado mental puede presentar varios comportamientos con respecto al lenguaje.

a.- DÉBIL MENTAL: puede adquirir el lenguaje oral y el escrito, pudiendo aprobar el 6º grado de educación básica, con ayuda de una instrucción psicopedagógica, y después, aprender una profesión más manual que intelectual, que le permita obtener ingresos económicos.

No debe asistir a institutos para retardos mentales, sino a escuelas de educación básica y recibir, además, la ayuda de una instrucción a estos niños no se les da la oportunidad en la escuela básica, pues como son lentos en su aprendizaje, el maestro no tiene la paciencia, no les dedica el tiempo suficiente y generalmente los hace repetir de grado, hasta sacarlos del colegio.

b.- EDUCABLE: pueden aprender el lenguaje oral y el escrito, pero con ayuda de una instrucción psicopedagógica individual, no pudiendo ir más allá del cuarto (4to.) grado de educación básica, por lo cual deben ser educados en institutos para retardados mentales y enseñarles a desarrollar un oficio manual, para que puedan obtener beneficios económicos que les permitan cubrir sus necesidades.

Su lectura, en caso de aprenderla, es rudimentaria, incorrecta, lenta y de escasa compresión.

c.- ENTRENABLE: pueden adquirir el lenguaje oral, pero no la lengua escrita, por su poca capacidad intelectual.

Deben ser educados en institutos para niños con R.M., donde se entrenarán en la adquisición de hábitos sociales.

d.- CUSTODIABLE O DEPENDIENTE: por su muy poca capacidad intelectual, pueden inclusive, no adquirir el lenguaje oral, menos la lengua escrita; les cuesta adquirir hábitos sociales tales como bañarse solos, vestirse, comer, etcétera. Se les llama así, porque siempre van a estar bajo la custodia y dependencia de otras personas.

Existen institutos, tipo hospitales, donde se atienden a estos niños.

Características del lenguaje escrito en el R.M.:

El aprendizaje de la lengua escrita, siempre se le dificulta al niño que presenta retardo mental, dependiendo esa dificultad, del grado de retardo mental que tengan; los entrenables y dependientes no llegan a restaurar la lectoescritura, en cambio los fronterizos y los educables, si pueden aprender a leer y escribir, pero en forma incorrecta y lenta, observándose sustituciones, omisiones, agregados, aglutinaciones, inversiones que persisten, trasformación de palabras; no hay comprensión de lo leído o es muy escasa. A veces estos jóvenes tampoco pueden estructurar la lecto-escritura.

El retardado mental, tiene poco dominio de la atención, se distrae fácilmente y su capacidad de recordación es pobre, memoriza poco, además frecuentemente presenta confusión derecha-izquierda, desorientación temporo-espacial, discalculia y alteraciones perceptivas visuales, y auditivas, ya que confunden las letras al leer y los fonos del lenguaje oral al tomar dictado.

Causas del retardo mental:

El retardo mental lo ocasiona cualquier causa que

lesione gravemente el cerebro del niño, bien sea durante el embarazo de la madre, el parto y en la infancia o adolescencia del joven.

Incidencia del R.M.

Según estadísticas internacionales, alrededor del 5 al 7% de los niños, presentan retardo mental, siendo más frecuente los casos menos profundos.

Diagnóstico del R.M.

El pequeño debe ser evaluado por un equipo multidisciplinario que le realice una historia clínica-pedagógica, examen del lenguaje oral, neurológico físico, psicológico, psicopedagógico, audiológico, oftalmológico, psiquiátrico.

El equipo debe estar integrado por un foniatra, neurólogo, psiquiatra, psicopedagogo, terapista del lenguaje, psicólogo.

1.- Historia clínica-pedagógica: generalmente el motivo de la consulta es porque al joven le cuesta aprender, se distrae fácilmente y no memoriza.

a.- Escolaridad: cuando el alumno llega a la consulta del especialista, generalmente ha repetido grados.

b.- Embarazo de la madre: pudo haber sido normal o patológico; entre las causas que pueden causar retardo mental, tenemos la rubéola, la toxoplasmosis, las amenazas de aborto repetido, algunos medicamentos, la eclampsia.

c.- Parto: un parto distócico puede ocasionar lesiones cerebrales en el niño que le origine un R.M.; la aplicación de aparatos como el fórceps, puede ocasionar lesiones cerebrales en el pequeño.

d.- Maduración del niño: las etapas madurativas del chico que presenta R.M., frecuentemente se alteran; normalmente el niño levanta la cabeza a los tres meses de edad, se sienta a los 6 meses, se para a los 11 meses, camina a los 12 meses, pronuncia sus primeras palabras a los 12 meses, controla sus esfínteres anal y vesical a los 36 meses. Estas etapas madurativas, frecuentemente se alteran en el R.M., pudiéndose observar que el paciente estudiado levantó la cabeza a los 7 meses, se paró a los 18 meses, caminó a los 24 meses, habló después de los dos años, por ejemplo.

e.- Antecedentes personales: una enfermedad que lesione el cerebro del joven en la época de su desarrollo, puede ocasionar R.M.; entre esas causas tenemos la meningoencefalitis, los traumatismos craneoencefálicos, etcétera.

f.- Antecedentes familiares: algunos tipos de R.M. son hereditarios, se trasmiten de padres a hijos; el Síndrome de Down o Mongolismo, algunas veces es hereditario.

2.- Examen del lenguaje oral: frecuentemente el chico que presenta R.M., sufre retardo en la adquisición del lenguaje oral, necesitando muchas veces la ayuda de la terapia del lenguaje; una vez que ha adquirido el habla, es frecuente ver que presenta alteraciones como dislalias, y en la organización del habla.

3.- Examen neurológico físico: este puede detectar patología cerebral en el niño con R.M:, especialmente los signos neurológicos blandos o débiles. El E.E.G. puede ser normal o patológico, detectando sobre todo, signos de inmadurez cerebral.

4.- Examen psicológico: las pruebas psicológicas verbales y de ejecución realizadas al infante con R.M., demuestran un bajo rendimiento del mecanismo mental, por debajo de lo considerado normal, así mismo las pruebas perceptivo motoras como la de Bender, también demuestran alteraciones especialmente signos de inmadurez. El resultado de las pruebas psicológicas es lo que principalmente hace el diagnóstico en el retardo mental.

5.- Examen psicopedagógico: el retardo mental posee poco dominio de su capacidad de concentración y memorización, pudiendo presentar fallas en el establecimiento de las nociones perceptuales, sobre todo en la orientación temporo-espacial. Como a este jovencito le es difícil aprender a leer y escribir, generalmente le observamos una lectoescritura muy poco estructurada al igual que el cálculo matemático donde generalmente le conseguimos un nivel de conocimientos muy por debajo del grado que cursa. Su poca coordinación de los movimientos finos de la mano, ocasiona que su letra sea poco uniforme, poco inteligible.

6.- Examen audiológico: la audición de un niño con R.M. no tiene por qué estar alterada, por lo cual al hacerle una audiometría tonal, se observa que su audición es normal.

7.- Examen oftalmológico: la agudeza visual del chico con R.M., es normal.

DIAGNÓSTICO DIFERENCIAL:

El alumno que presenta dificultad del aprendizaje del lenguaje escrito causado por Retardo Mental, se puede confundir con la dislexia y la disfunción cerebral mínima; el resultado de los exámenes es lo que aclara el diagnóstico.

El examen psicológico es una de las pruebas más importantes para hacer el diagnóstico diferencial entre el R.M:, dislexia y la D.C.M., ya que en el R.M. el rendimiento del mecanismo mental del chico se ubica por debajo de los límites considerados normales, en cambio en la dislexia y la D.C.M. el rendimiento del mecanismo mental del alumno, está dentro de los límites normales.

El examen neurológico físico tanto en el R.M. como en la D.C.M. puede ser patológico, encontrándose signos débiles, en cambio en la dislexia debe ser normal. El E.E.G. tanto en la D.C.M. como en el retardo mental puede ser normal o detectar patología cerebral. En cambio en la dislexia es normal.

En cuanto a los datos que recoge la historia clínica-pedagógica, al igual que como dijimos al referirnos al diagnóstico diferencial en la D.C.M., tanto en el retardo mental como en la D.C.M. pueden aparecer patologías que expliquen la causa que originó el problema, las cuales se han podido presentar durante el embarazo o en el parto de la madre, en los antecedentes personales del niño; las etapas madurativas motriz del chico, pudieron estar alteradas tanto en la D.C.M. como en el Retardo Mental. En la dislexia, los datos que recoge la historia clínica pedagógica, son normales, a excepción de los referentes a la escolaridad del alumno, pues al igual que en la D.C.M. como en el R.M., puede haber repetido grados en la escuela.

El examen del lenguaje oral, nos puede mostrar un lenguaje normal o patológico tanto en la D.C.M. como en el R.M. especialmente alterado en la articulación y la organización: en cambio en la dislexia, por ser básicamente un problema del lenguaje escrito, el habla debe ser normal.

BIBLIOGRAFÍA CONSULTADA Y REFERIDA

AZCOAGA, Juan E. "La fisiopatología del lenguaje". **Revista Fonoaudiológica**. Tomo 24. No. 3.24,3: 96-133; septiembre-diciembre.1978. Buenos Aires, Argentina.

AZCOAGA, Juan E. "La neurolingüística hoy". **Revista Fonoaudiológica**. Tomo 27. No. 1.27,1: 1-56; enero-abril. 1981. Buenos Aires. Argentina.

AZCOAGA, Juan E. "Deterioro neurológico de los códigos del lenguaje". **Revista Fonoaudiológica**. Tomo 28. No. 3.28,3: 176-180; septiembre-diciembre. 1982. Buenos Aires. Argentina.

AIZPUM, Ana María y LÓPEZ, Orlando E. "Tratamiento del fisurado labio-palatino. **Revista Fonoaudiológica**. Tomo 28. No. 3.28,3: 161-166; septiembre-diciembre. 1982. Buenos Aires. Argentina.

AZCOAGA, Juan E. "El deterioro de la función lingüística". Jornadas 36 aniversario A.S.A.L.F.A. **Revista Fonoaudiológica**. Tomo 30. No. 2.30,2: 55-143; mayo-agosto. 1984. Buenos Aires. Argentina.

AZCOAGA, Juan E. "Clasificación binaria de los fonemas del Río de la Plata". **Revista Fonoaudiológica**. Tomo 30. No. 3: 1984. Buenos aires Argentina.

ARTIGAS DE SIERRA, Ione María. "Objetivos para el primer desarrollo de la lengua oral". **Revista Fonoaudiológica**. Tomo 30. No. 3: 1984. Buenos Aires. Argentina.

AZCONA, Valeria. "Revisión de las pruebas destinadas a valorar la capacidad mnesica verbal en el niño con alteraciones del lenguaje". **Revista Fonoaudiológica**. 34,2: 88-91. 1988. Buenos Aires. Argentina.

AZCOAGA, Juan E. "Complicaciones en el lenguaje y en el habla de enfermedades neurológicas". **Revista Fonoaudiológica**. 35,1: 16-20. 1989. Buenos Aires. Argentina.

BIAIN DE TOUZET, Beatriz E. "Concepto científico actual sobre la tartamudez". **Revista Fonoaudiológica**. Tomo XII. No. 1. 1966. Buenos Aires. Argentina.

BRAIN, R.; BRACH, C.; BOOMER, D. S.; BROWN, R.; KOLERS, P.A.; LENNENBERG, E. H.; LURIA, A. R.; Mc NEILL, D.; MALDELBROT, B.; MILLER, G. A.; MILLER,

B.; RASMUSSEN, T.; SHANNON, C. E.; TREISMAN, A. M. **Lenguaje y Psiquiatría**. Editorial Fundamentos. 1973. Madrid. España.

BÁEZ DUARTE, Leonor. **Anatomía y Fisiología del sistema nervioso**. Monte Ávila Editores. 1976. Caracas. Venezuela.

BRAIN, Lord. **Alteraciones del lenguaje (Afasia, Apraxia y Agnosia)**. Editorial Médica Panamericana. 1976. Buenos Aires. Argentina.

BARBIZET, J. y DUIZABO Ph. **Manual de Neuro-psicología**. Editorial Toray-Masson. 1978. Barcelona. España.

BORZONE DE MANRIQUE, Ana María y MASSONE, María Ignacia. "Particularidades acústicas y perceptivas de las vocales españolas". **Revista Fonoaudiológica**. Tomo 25. No. 2.25,2: 89-138; mayo-agosto. 1979. Buenos Aires. Argentina.

BORZONE DE MANRIQUE, Ana María. "La /s/ pre-consonántica en el español de Buenos Aires". Revista Fonoaudiológica. Tomo 26. No. 1-2. 26,1-2: 223-282. 1980. Buenos Aires. Argentina.

BORZONE DE MANRIQUE, Ana María y GURLEKIAN, Jorge Alberto. "Rasgos acústicos de las consonantes oclusivas españolas". **Revista Fonoaudiológica**. Tomo 26. No. 3.26,3: 283-371; septiembre-diciembre. 1980. Buenos Aires. Argentina.

BORZONE DE MANRIQUE, Ana María. "Consonantes fricativas, nasales, y liquidas españolas". **Revista Fonoaudiológica**. 27,2: 74-82. 1981. Buenos Aires. Argentina.

BORZONE DE MANRIQUE, Ana María; SIGNORINI, Ángela María y MASSONE, María Ignacia. "Rasgos prosódicos: el acento". **Revista Fonoaudiológica**. Tomo 28. No. 1.28, 1: 1-81; enero-abril. 1982. Buenos Aires. Argentina.

BAYUGAR, Américo A. y SCHRAGER, Orlando L. "Aspectos bioquímicos y de comunicación-aprendizaje en el síndrome de DOWN". **Revista Fonoaudiológica**. Tomo 28. No. 2.28, 2: 83-157; mayo-agosto. 1982. Buenos Aires ç. Argentina.

BORZONE DE MANRIQUE, Ana María; SIGNORINI, Ángela y MASSONE, María Ignacia. "Rasgos prosódicos: el ritmo del español". **Revista Fonoaudiológica**. Tomo29. No. 1.29, 1: 1-55; enero-abril. 1983. Buenos Aires. Argentina.

BELLO, José A. "Retardos lingüísticos audiogenos y retardos lingüísticos genéticos (retardo lingüístico genético dominante, ligado al sexo)". **Revista Fonoaudiológica**. 30, 2: 61-77. 1984. Buenos Aires. Argentina.

BIAIN DE TOUZET, Beatriz E. "El juego corporal en el tratamiento de la tartamudez". **Revista Fonoaudiológica**. Tomo 31. No. 1.31, 1: 1-64; enero-abril. 1985. Buenos Aires. Argentina.

BORZONE DE MANRIQUE, Ana María. "Las emisiones infantiles durante el primer año de vida del niño". **Revista Fonoaudiológica**. 31, 2: 70-77. 1985. Buenos Aires. Argentina.

BEHARES, Luis E. "Psicolingüística. Evolución histórica y territorios de aplicación". Revista Fonoaudiológica. 32, 2: 82-92. 1986. Buenos Aires. Argentina.

BENEITO, Noemí. "Psicomotricidad y comunicación". Revista Fonoaudiológica. 33, 2: 105-107. 1987. Buenos Aires. Argentina.

BIANCO, Elsa. "Observación de la producción del lenguaje en niños minorados intelectuales". **Revista Fonoaudiológica**. 35, 2: 115-117. Buenos Aires. Argentina.

BIAIN DE TOUZET, Beatriz E. "Prevención primaria en tartamudez o la manera de ocuparnos tempranamente de este síntoma". **Revista Fonoaudiológica**. 37, 2: 54-68. 1991. Buenos Aires. Argentina.

CORREDERA SÁNCHEZ, Tobías. **Defectos en la dicción infantil**. Editorial Kapelusz. 1958. Buenos Aires. Argentina.

CONTALBRIGO, Juan Franco. "Esquema terapéutico inicial para niños con trastornos de conexión-comunicación (síndrome-autista)". **Revista Fonoaudiológica**. Tomo 24. No. 2.24, 2 : 48-95; mayo-agosto. 1978. Buenos Aires. Argentina.

CERUTTI DE CAPPA, Mónica. "Valoración del campo semántico: aporte de la neurolingüística". **Revista Fonoaudiológica**. Tomo 30. No. 3. 1984. Buenos Aires. Argentina.

CASTRO PEÑALVER, Pedro. **El niño intranquilo**. Monte Ávila Editores. 1984. Caracas. Venezuela.

CASTELLO, Michele y MOSONYI, Esteban E. **Curso de fonética del español de Venezuela**. Editorial Greco. 1986. Caracas. Venezuela.

CAPPA, Mónica Cerutti de. "Revisión de las pruebas destinadas a valorar la capacidad mnesica verbal en el niño con alteraciones del lenguaje". **Revista Fonoaudiológica**. 34, 2: 88-91. 1988. Buenos Aires. Argentina.

CARENA DE COLOMBRES, Sara H. "Importancia de la relación terapéutica paciente-familia. Su influencia en el éxito del tratamiento". **Revista Fonoaudiológica**. 36, 1: 61-65. 1990. Buenos Aires. Argentina.

CHAIT, Bernardo. "Foniatra y mal oclusión". **Revista Fonoaudiológica**. Tomo XII. Fascículo 2. Agosto 1966. Buenos Aires. Argentina.

CHOCKLER, Myrtha Hebe. "Un abordaje etio-patogénico de la tartamudez". **Revista Fonoaudiológica**. Tomo 27. No. 3.27, 3: 95-175; septiembre-diciembre. 1981. Buenos Aires. Argentina.

CHAPMAN, Analia. "Lenguaje, desarrollo del". **Revista Fonoaudiológica**. 33, 1: 2,5. 1987. Buenos Aires. Argentina.

D'QUIROZ, Julio Bernaldo. "La comprensión de la palabra hablada". **Revista Fonoaudiológica**. Tomo VIII. No. 2. 1962. Buenos Aires. Argentina.

D'QUIROZ, Julio Bernaldo. "Tratamiento norteamericano para los jóvenes tartamudos". **Revista Fonoaudiológica**. Tomo X. No. 3. 1964. Buenos Aires. Argentina.

D'QUIROZ, Julio Bernaldo. "Desarrollo del lenguaje y Oligofrenia". **Revista Fonoaudiológica**. Tomo XI. No. 1. 1965. Buenos Aires. Argentina.

D'QUIROZ, Julio Bernaldo. "Valoración del habla y del lenguaje en el niño paralítico cerebral". **Revista Fonoaudiológica**. Tomo XII. No. 1. 1966. Buenos Aires. Argentina.

D'QUIROZ, Julio de Bernaldo. "Epilepsia y lenguaje". **Revista Fonoaudiológica**. Tomo XIII. No. 2-84, 92. 1967.

Buenos Aires. Argentina.

D'QUIROZ, Julio Bernaldo. "¿Es la dislalia una enfermedad clínica? Errores de diagnóstico y tratamiento". **Revista Fonoaudiológica**. Tomo 16. No. 1. 16, 1: 156-215. 1970. Buenos Aires. Argentina.

DERMAN, Berta y Colaboradores. "Niveles ontogénicos de la comunicación lingüística". **Revista Fonoaudiológica**. Tomo XVII. Fascículo 3. 1971. Buenos Aires. Argentina.

D'QUIROZ, Julio Bernaldo y Cols. **La comunicación humana y su patología**. Editorial Casa Ares. 1973. Buenos Aires. Argentina.

D'QUIROZ, Julio Bernaldo y SCHRAGER, Orlando L. "Sistema postural, potencialidad corporal y lenguaje". **Revista Fonoaudiológica**. Tomo XIX. Fascículo 3. 1973. Buenos Aires. Argentina.

D'QUIROZ, Julio Bernaldo. "Lengua y lenguaje". **Revista Fonoaudiológica**. Tomo 21. No. 3.21, 3: 62-107; septiembre-diciembre. 1975. Buenos Aires. Argentina.

D'QUIROZ, Julio Bernaldo y Cols. **El lenguaje en el niño**. Editorial Casa Ares. 1976. Buenos Aires. Argentina.

D'QUIROZ, Julio Bernaldo y Cols. **Los grandes problemas del lenguaje infantil**. Editorial Casa Ares. 1976. Buenos Aires. Argentina.

D'QUIROZ, J. B.; D'ELIA, Nelly y CHAVALIER DE PERICOLI, Blanca. **Consideraciones sobre defectos de articulación. El método de Morley.** Suplemento 7 sobre patología de la comunicación del Centro Médico de Investigaciones Foniátricas y Audiológicas de Buenos Aires. Publicaciones Médicas Argentinas. 1978. Buenos Aires. Argentina.

D'QUIROZ, Julio Bernaldo. "Perturbaciones del habla en los trastornos auditivos". **Revista Fonoaudiológica**. Tomo 25. No. 1.25, 1: 1-88; enero-abril. 1979. Buenos Aires. Argentina.

DE LA TORRE ALCALÁ, Antonio. **Esquema corporal**. Editorial Gráficas Torroba. 1980. Madrid. España.

DINVILLE, Claire. **La tartamudez**. Masson Editores. 1982. México.

D'ANGIOLA, Nora I. Comunicación no verbal en la infancia". **Revista Fonoaudiológica**. Tomo 29. No. 1. 29, 1: 1-55; enero-abril. 1983. Buenos Aires. Argentina.

DUSERRE DE DÍAZ, Nelia. "Deterioro del habla en adolescentes y adultos sin patología neurológica". **Revista Fonoaudiológica**. Tomo 29. No. 1.29, 1: 1-55; enero-abril. 1983. Buenos Aires. Argentina.

DUSERRE DE DIAZ, Nelia. "Deterioro del habla en adolescentes y adultos sin patología neurológica". Jornadas 36 aniversario A.S.A.L.F.A. **Revista Fonoaudiológica**. Tomo 30. No. 2.30-2: 55-143; mayo-agosto. 1984. Buenos Aires. Argentina.

DERMAN, Berta. "Deterioro del lenguaje en la patología neurológica infantil con o sin retardo mental". Jornadas 36 aniversario A.S.A.L.F.A. **Revista Fonoaudiológica**. Tomo 30. No. 2.30, 2: 55-143. 1984. Buenos Aires. Argentina.

DÍAZ, Nelio Duserre de. "Deterioro del habla en adolescentes y adultos sin patología neurológica". **Revista Fonoaudiológica**. 30, 2: 103-106. 1984. Buenos Aires. Argentina.

D'ANGIOLA, Nora I. "Bilingüismo y lenguaje en el estudio del lenguaje infantil". **Revista Fonoaudiológica**. 31, 3: 126-130. 1985. Buenos Aires. Argentina.

D'ANGIOLA, Nora I. "Enfoques lingüísticos en el estudio del lenguaje infantil". **Revista Fonoaudiológica**. 32, 2: 77-81. 1986. Buenos Aires. Argentina.

FANDOS, H.; MOLLÉ, M.; RUSSO, O. y VERONELLI, A. "Tratamiento de grupo en los espasmos-femicos". Revista Fonoaudiológica. Tomo XII. No. 1. 1966. Buenos Aires. Argentina.

FELDMAN, Arnoldo Jaime. "Avanzando pragmáticamente con Luria". **Revista Fonoaudiológica**. Tomo 27. No. 1.27, 1: 1-56; enero-abril. 1981. Buenos Aires. Argentina.

FRIEDMAN, Silvia. "Tartamudez e idiología". **Revista Fonoaudiológica**. Tomo 29. No. 1.29, 1: 1-55; enero-abril. 1983. Buenos Aires. Argentina.

FELDMAN, Arnoldo Jaime. "El deterioro del lenguaje en los síndromes afásicos". Jornadas 36 aniversario A.S.A.L.F.A. **Revista Fonoaudiológica**. Tomo 30. No.

2.30, 2: 55-143.; mayo-agosto. 1984. Buenos Aires. Argentina.

FLORES, ROCHOW F. "La lengua: instrumento de la aprehensión del mundo. Bases neurobiopsicológicas del desarrollo del habla". **Revista Fonoaudiológica**. 33, 2: 71-95. 1987. Buenos Aires. Argentina.

GOTTER, Rodolfo. "Alteraciones en la conducta de niños con trastornos de lenguaje". **Revista Fonoaudiológica**. Tomo XI. No. 1. 1965. Buenos Aires. Argentina.

GALI HERRERA, J. **Didáctica del lenguaje**. Editorial Teide S. S. 1967. Barcelona. España.

GARDNER, Warren H. **Escritura con la mano izquierda** (traducción Ferrer Roo, Oscar). Publicaciones I.V.A.L. 1969. Caracas. Venezuela.

GISBERT ALOS, José. "El lenguaje en escuelas maternales". **Revista Fonoaudiológica**. Tomo XVIII. Fascículos 3. 1972. Buenos Aires. Argentina.

GILI GAYA, Samuel. **Elementos de fonética general**. Editorial Gredos. 5ta. Edición. 1975. Madrid. España.

GARCÍA ETCHEGO Y HEN DE LORENZO, Eloisa. "Lenguaje y retardo mental". **Revista Fonoaudiológica**. Tomo 29. No. 2.29, 2: 57-110; mayo-agosto. 1983. Buenos Aires. Argentina.

GROSMAN, Cecilia P. "Capacidad jurídica del enfermo afásico". Revista Fonoaudiológica. Tomo 29. 1.29, 1: 1-55; enero-abril. 1983. Buenos Aires. Argentina.

GEROMINI, Nilda Graciela. "Distancias inter-fonémicas aplicables a los fonemas del Río de la Plata". **Revista Fonoaudiológica**. Tomo 31. No. 1.31, 1: 1-64; enero-abril. 1985. Buenos Aires. Argentina.

HENRÍQUEZ MARVEZ, Samuel. "Consideraciones médico-educativas acerca del niño incapacitado por lesión cerebral". **Suplemento de la Universidad Central de Venezuela**. Facultad de Medicina. 1967. Caracas. Venezuela.

HOLSTEIN, María Angélica y TROPEA, María Elina. "Anomia". **Revista Fonoaudiológica**. Tomo 29. No. 1. 29, 1: 1-556; enero-abril. 1983. Buenos Aires. Argentina.

JOHNSON, Wendell. **Problemas del habla infantil**. Editorial Kapelusz. 1982. Buenos Aires. Argentina.

JURY, Silvia C. "Deterioro fonoarticulatorio en las malformaciones cráneo-maxilo-faciales". Jornadas 36° aniversario de A.S.A.L:F.A. **Revista Fonoaudiológica.** Tomo 30. No. 2.30, 2: 55-143; mayo-agosto. 1984. Buenos Aires. Argentina.

KOHLER, C. **Deficiencias intelectuales en el niño.** Editorial Luis Miracle, S. A. 1964. Barcelona. España.

LEVIN, Juana G. "Funciones del lenguaje". **Revista Fonoaudiológica.** Tomo XV. No. 1. 1969. Buenos Aires. Argentina.

LÓPEZ, Amor Cloe y AGUSTINI, Celia H. "Rehabilitación total del discapacitado". **Revista Fonoaudiológica.** Tomo 27. No. 2.27, 2: 57-94; mayo-agosto. 1981. Buenos Aires. Argentina.

LÓPEZ, Amor Cloe. "Siempre vale la pena". **Revista Fonoaudiológica.** Tomo 27. No. 1.27, 1: 1-56; enero-abril. 1981. Buenos Aires. Argentina.

LÓPEZ, Amor Cloe. "Historias de afásicos". **Revista Fonoaudiológica.** Tomo 28. No. 2.28, 2: 83-157; mayo-agosto. 1982. Buenos Aires. Argentina.

LORENZO, Eloisa García Etchegoyen. "Lenguaje y retardo mental". **Revista Fonoaudiológica.** 29.2: 71-83. 1983. Buenos Aires. Argentina.

LARA, Brígida. DESINANO, Norma; MAHLER, Paula. "Una propuesta encuadre para la clínica del lenguaje en niños". **Revista Fonoaudiológica.** Tomo 39. No. 3.27-30. 1983. Buenos Aires. Argentina.

MENGES FRANCOIS, Beatriz. "Conducta y lenguaje". **Revista Fonoaudiológica.** Tomo XV. No. 1. 1969. Buenos Aires. Argentina.

MARRENECHEA, Ana M. "Algunas observaciones sobre fonológica estilística del español". **Revista Fonoaudiológica.** Tomo XV. No. 3. 1969. Buenos Aires. Argentina.

MERANI, Alberto y MERANI, Susana. **La génesis del pensamiento.** Editorial Grijalbo, S. A. 1971. México.

MENGES FRANCOIS, Beatriz. "Lateralidad y lenguaje". **Revista Fonoaudiológica.** Tomo XIX. Fascículo 3. 1973. Buenos Aires. Argentina.

MALMBERG, Bertil. **La fonética**. Editorial Universitaria de Buenos Aires. 1977. Argentina.

MORRONE, Mirta Amalia. "La afasiología en la edad tecnológica". Revista Fonoaudiológica. Tomo 27. No. 1.27, 1: 1-56; enero-abril. 1981. Buenos Aires. Argentina.

MASSONE, María Ignacia y BORZONE DE MANRIQUE, Ana María. "Análisis acústico de las consonantes fricativas, nasales y líquidas españolas". Revista Fonoaudiológica. Tomo 27. No. 2.27, 2: 57-94; mayo-agosto. 1981. Buenos Aires. Argentina.

MASSONE, María Ignacia: BORZONE DE MANRIQUE, Ana María y SIGNORINI, Ángela María. "Rasgos prosódicos: organización temporal del español". **Revista Fonoaudiológica**. Tomo 29. No. 2.29, 2: 57-110; mayo-agosto. 1983. Buenos Aires. Argentina.

MASSONE, María Ignacia. "Teorías y planteos sobre los orígenes del lenguaje y del habla". Revista Fonoaudiológica. Tomo 31. No. 1.31, 1: 1-64; enero-abril. 1985. Buenos Aires. Argentina.

MASSONE, María Ignacia. "Evidencias sobre la hipótesis continuista de la relación balbuceo-habla". **Revista Fonoaudiológica**. 34, 2: 74-80. 1988. Buenos Aires. Argentina.

MAZZOCCO, Luis. "La tartamudez en la infancia". **Revista Fonoaudiológica**. 37, 3: 28-35. 1991. Buenos Aires. Argentina.

NAVARRO, Tomás. **Manual de pronunciación española**. Consejo Superior de Investigaciones Científicas. 1980. Madrid. España.

ORTS LORCA, Francisco. **Anatomía humana**. Editorial Científica Médica. 5ta. edición. Tomo 2. 1982. Madrid. España.

OBEDIENTE SOSA, Enrique. **Fonética y fonología**. Editado por el Consejo de Publicaciones de la Universidad de Los Andes. 1983. Mérida. Venezuela.

PAEZ URDANETA, Iraset. **Comunicación, lenguaje humano y organización del código lingüístico**. Vadell Hermanos Editores. 1983. Mérida. Venezuela.

POSTAN, David G.; DOMÍNGUEZ, E y JATZKEVICH, Héctor. "Datos útiles consignados en las anamnesis de niños traídos a la consulta por ausencia o retraso del lenguaje". **Revista Fonoaudiológica**. Tomo VII. No. 2. 1961. Buenos Aires. Argentina.

PIAGET, Jean; INHELDER, B. **Psicología del niño**. Ediciones Morata. 1973, Madrid. España.

PERELLÓ, J.; PONCES, J.; TRESSERRA, L. **Trastornos del habla**. Editorial Científica-Médica. 1973. Barcelona. España.

PLOETZ, Inga. "Estimulación temprana en lactantes con lesión cerebral". Revista Fonoaudiológica. Tomo 24.No. 2.24, 2: 48-95; mayo-agosto. 1978. Buenos Aires. Argentina.

PIERRO de DE LUCA, Marta Ofelia. **Didáctica de la lengua oral**. Editorial Kapelusz. 1983. Buenos Aires. Argentina.

PAVEZ, María Mercedes. "Comunicación y sus alteraciones, el proceso de la". **Revista Fonoaudiológica**. 34, 2: 81-87. 1990. Buenos Aires. Argentina.

PAVEZ, María Mercedes. "Procesos fonológicos de simplificación en niños: su incidencia en el diagnóstico y la terapia fonoaudiológica". **Revista Fonoaudiológica**. 36, 1: 45-51. 1990. Buenos Aires. Argentina.

QUIROZ GUTIÉRREZ, Fernando. **Anatomía humana**. Editorial Porrúa, S. A.

SARRAIL, María Sofía. "Orientaciones reeducativas actuales en las perturbaciones de articulación". **Revista Fonoaudiológica**. Tomo XII. Fascículo 2. Agosto 1966. Buenos Aires. Argentina.

STRAUSS, Alfred; LEHTINEN, Laura; KEPHART, Newell C. y GOLDENBERG, Samuel. **Psicología y educación del niño con lesión cerebral**. Editorial Universitaria de Buenos Aires. 1969. Argentina.

SEOANE, Jorge A. y MOLDAVER, Lidia. "El pronóstico en los desórdenes de la comunicación". **Revista Fonoaudiológica**. Tomo XV. No. 1. 1969. Buenos Aires. Argentina.

SÁNCHEZ, Benjamín. **Lenguaje oral**. Editorial Kapelusz. 1971. Buenos Aires. Argentina.

SEGRÉ, Renato. "Algunos elementos para la evaluación diagnóstica del afásico". **Revista Fonoaudiológica**. Tomo 21. No. 3.21, 3: 62-107; septiembre-diciembre. 1975. Buenos Aires. Argentina.

SCHUELL, A. **Afasia en adultos**. Editorial Médica Panamericana. 1976. Buenos Aires. Argentina.

SPINELLI, Maduro; LAPETINA, Jairza; DEL NERO, Ivonne; PINTO ANDRADE, Elisa; CERVELLINI, María Ignez; PATANÉ, María Helena. "Terapia de afásicos: consideraciones y resultados de quince casos". **Revista Fonoaudiológica**. Tomo 24. No. 1.24, 1: 1-47; enero-abril. 1978. Buenos Aires. Argentina.

SHARP, Margaret. **Psicología del aprendizaje infantil**. Editorial Kapelusz. 1978. Buenos Aires. Argentina.

SUSMAN DE VINDMAN, S. Haydee. "Dislalias en el niño. Importancia del tratamiento precoz". **Revista Fonoaudiológica**. Tomo 26. No. 1-2. 26, 1-2: 223-282. 1980. Buenos Aires. Argentina.

SCHRAGER, Orlando L. y BAYUGAR, Américo A. "Histidinemia; ¿Retraso del habla o compromiso neurológico central? **Revista Fonoaudiológica**. Tomo 27, 1: 1-56; enero-abril. 1981. Buenos Aires. Argentina.

SEGRÉ, Susana. "Lo no verbal en la génesis del verbo. Teoría general de una aproximación terapéutica". **Revista Fonoaudiológica**. Tomo 27. No. 3. 27, 3: 95-175; septiembre-diciembre. 1981. Buenos Aires. Argentina.

SCHIEFELBUSCH, Richard L. "Trastornos del habla, el lenguaje y la comunicación de los discapacitados múltiples". **Revista Fonoaudiológica**. Tomo 28. No. 2.28, 2: 83-157; mayo-agosto. 1982. Buenos Aires. Argentina.

SCHIEFELBUSCH, Richard L. "El lenguaje y la comunicación". **Revista Fonoaudiológica**. 28, 2: 99-111. 1982. Buenos Aires. Argentina.

SCHRAGER, Orlando L. y D'ELIA, Nelly. "Lengua, lenguaje y pensamiento como pautas de recuperación y rehabilitación en el niño sordo". **Revista Fonoaudiológica**. Tomo 29. No. 1.29, 1: 1-55; enero-abril. 1983. Buenos Aires. Argentina.

SCHRAGER, Orlando L.; D'ELIA, Nelly y M. de Vivaldi, Liliana. "Percepción-discriminación auditiva y desarrollo de la lingua-lenguaje". **Revista Fonoaudiológica**. Tomo 29. No. 3. 1983. Buenos Aires. Argentina.

SARRAIL, María Sofía. "Reubicación del tartamudo frente a su logopatía". **Revista Fonoaudiológica**. Tomo 30. No. 1.30, 1: 1-54: enero-abril. 1984. Buenos Aires. Argentina.

SARRAIL, María Sofía. "Disfemia. Los métodos diversos en el tratamiento de adolescentes y adultos "self-concept". **Revista Fonoaudiológica**. Tomo 30. No. 3. 1984. Buenos Aires. Argentina.

SEPÚLVEDA, R. Gabriela. "Disfásicos. Estudio de un grupo de niños. Enfoque multidisciplinario". **Revista Fonoaudiológica**. 34,1: 21-28. 1988. Buenos Aires. Argentina.

SILVIA, Omer. "La adquisición y el desarrollo del lenguaje en el niño". **Revista Fonoaudiológica**. 35, 1: 2-14. 1989. Buenos Aires. Argentina.

SILVIA, Omer. "La adquisición y el desarrollo del lenguaje en el niño" (segunda parte). **Revista Fonoaudiológica**. 35, 2: 62-89. 1989. Buenos Aires. Argentina.

SANTA COLOMA, Dolores. "Dislalias: la punta del Iceberg?". **Revista Fonoaudiológica**. 36,2: 113-118. 1990. Buenos Aires. Argentina.

SILVA, Omer. "El enfoque paramétrico en la adquisición del lenguaje". **Revista Fonoaudiológica**. 37, 3: 41-50. 1991. Buenos Aires. Argentina.

SOPRANO, Ana María. "El perfil neuropsicológico en las disfasias de desarrollo". **Revista Fonoaudiológica**. 37, 2: 46-53. 1991. Buenos Aires. Argentina.

SOPRANO, A. M.; DE CARLOS, A.; CAVALLARO, L.; AUSTIN, L.; CARABALLO, R. "Afasia epiléptica adquirida en la infancia". **Revista Fonoaudiológica**. Tomo 39. No. 3: 82-88. 1993. Buenos Aires. Argentina.

TOMATIS, Alfred. **El oído y el lenguaje**. Ediciones Martínez Roca, S. A. 1969. Barcelona. España.

TELFORD, Charles W. y SAWREY, James M. **El individuo excepcional**. Editorial Prentice / Hall Internacional. 1972. Madrid. España.

TOUZET, Beatriz E. Biain de. El juego corporal en el tratamiento de la tartamudez.

TOUZET, Beatriz E. Biain de. "Estimulación del hemisferio derecho en patologías del lenguaje". **Revista Fonoaudiológica**. 32, 3: 145-165. 1986. Buenos Aires. Argentina.

VINDMAN, Haydee Susman de. "Dislalias en el niño. Importancia del tratamiento precoz". **Revista Fonoaudiológica**. 26, ½: 263-165. 1980. Buenos Aires. Argentina.

VALENTINUZZI, Dolores Angélica. "Ayudando a comprender a LURIA". **Revista Fonoaudiológica**. Tomo 27. No. 1. 27, 1: 1-56; enero-abril. 1981. Buenos Aires. Argentina.

VIVALDI, Viviana. "Percepción-discriminación auditiva y desarrollo de la lingua-lenguaje". **Revista Fonoaudiológica**. 29, 3: 134-140. 1983. Buenos Aires. Argentina.

VENUTI, Claudia A. "Las llamadas afasias sub-corticales". **Revista Fonoaudiológica**. 34, 1: 29-39. Buenos Aires. Argentina.

VALENTINUZZI, Dolores. "Influencias de las alteraciones de la discriminación auditiva en el desarrollo del lenguaje". **Revista Fonoaudiológica**. 37, 2: 23-28. 1991. Buenos Aires. Argentina.

VILLEGAS, Laura. "Conceptos sobre la unidad del síndrome afásico". **Revista Fonoaudiológica**. 37, 3: 36-40. 1991. Buenos Aires. Argentina.

WALLON, H. **La evolución psicológica del niño**. Editorial Grijalbo, S. A. 1977. México.

WURST, Elisabeth. **El autismo**. Versión directa de la segunda edición alemana por Atanasio Alegre M. Universidad Central de Venezuela. Ediciones de la Biblioteca. 1984. Caracas. Venezuela.

DAGOBERTO E. BERMÚDEZ

Foniatra de reconocida trayectoria profesional y uno de los pioneros en Venezuela de esta área del saber humano. Nacido en el Zulia en 1941, es médico cirujano (LUZ, 1965), foniatra, investigador y profesor universitario. Realizó estudios de postgrado en foniatría en varios centros especializados, como: el Instituto Venezolano de la Audición y el Lenguaje (IVAL), en el servicio de otorrinolaringología del Hospital Universitario de Caracas, en AVEPANE, en el Hospital Oncológico de Caracas, bajo la dirección del Dr. Oscar Ferrer Roo, en el Centro Médico de Investigaciones Foniátricas y Audiológicas de Buenos Aires (Argentina), en la Universidad El Salvador, en la Universidad del Museo Social Argentino, en el Hospital Escuela San Martín y en el Instituto Oral Modelo (Argentina), bajo la dirección de los foniatras doctores Bernaldo D'Quiroz y Renato Segré, así como del otorrinolaringólogo doctor Juan Carlos Arauz. Fue profesor de la Universidad del Zulia impartiendo las cátedras de Anatomía Humana, Fonética, Educación Diferenciada, fundador de la mención de Educación Especial en la Facultad de Humanidades y Educación de LUZ y profesor ad-honorem en la Facultad de Medicina en Pediatría, Otorrinolaringología, Fisiatría y Enfermería. Propuso la asignatura y su programa de Patología de la Comunicación Humana, la cual fue aprobada por la Facultad de Medicina de la Universidad del Zulia e incluida en su pensum de estudios de pregrado. Ejerció como médico foniatra desde 1970. Iniciador de la sección de foniatría del Departamento de Rehabilitación del Hospital Universitario de Maracaibo, miembro del equipo multidisciplinario de la Escuela para Niños Sordos del Ministerio de Educación y fundador-director de la Escuela de Niños Sordos dependiente de la Secretaría de Educación del Estado Zulia. Fue fundador de varios institutos para la educación de niños con retardo mental, como el Instituto Monseñor Olegario Villalobos y AZUPANE y en institutos para la recuperación psicopedagógica de niños con dificultades específicas en el aprendizaje, como el Instituto Experimental del Aprendizaje, del cual fue fundador-director durante15 años. Fue miembro de la Asociación de Escritores del Zulia, director del Centro Médico de Investigaciones de la Audición, la Voz y el Lenguaje en Maracaibo y fundador-presidente de ASOCUMANA, creada para el estudio, la investigación y la corrección de los trastornos de la comunicación humana. Ha asistido a eventos científicos y a centros médicos especializados, como investigador de la patología de la comunicación humana, en Argentina, México, Panamá, Colombia, Cuba, España, Italia, Francia y Estados Unidos de Norteamérica. En su obra *El lenguaje oral y escrito. Sus trastornos o problemas* (segunda edición revisada y corregida), expone sus experiencias personales acumuladas a través de sus largos años de trabajo y en especial, nuevas metodologías en los tratamientos de algunos de los trastornos del lenguaje oral.

CONTENIDO

Este libro se diseñó y exportó para su publicación en **Amazon** el día 17 de septiembre de 2020, en el Taller Editorial del poeta **Luis Perozo Cervantes**, ubicado en la ciudad de Maracaibo, en el estado federal del Zulia, al norte de Suramérica, en el continente descubierto por Cristobal Colón, dentro del Planeta Tierra; el mismo día del año 1822 en que falleciera Juan González, prócer zuliano de la independencia de Venezuela.

sultanadellago.com

www.ingramcontent.com/pod-product-compliance
Lightning Source LLC
Chambersburg PA
CBHW070328220526
45467CB00001B/76